RICHARD PINK · ROXANNE EMERY

Die Spitze des Wäschebergs

GOLDMANN

RICHARD PINK, ROXANNE EMERY

DIE SPITZE DES WÄSCHEBERGS

80 STRATEGIEN FÜR DIE GRÖßTEN HERAUSFORDERUNGEN IM LEBEN MIT ADHS

Aus dem Englischen von Johanna Wais

GOLDMANN

Die englische Originalausgabe erschien 2023 unter dem Titel *Dirty Laundry* bei Square Peg, einem Imprint von Vintage/Penguin Random House UK.

MIX
Papier | Fördert gute Waldnutzung
FSC® C014496

Penguin Random House Verlagsgruppe FSC® N001967

1. Auflage
Deutsche Erstausgabe Januar 2025

Wilhelm Goldmann Verlag, München,
in der Penguin Random House Verlagsgruppe GmbH,
Neumarkter Str. 28, 81673 München
produktsicherheit@penguinrandomhouse.de
(Vorstehende Angaben sind zugleich
Pflichtinformationen nach GPSR)

Umschlag: Uno Werbeagentur, München
Umschlagmotiv: Duet Postscriptum / stocksy
Satz: Satzwerk Huber, Germering
Druck und Bindung: GGP Media GmbH, Pößneck
Printed in Germany
JS · CF
ISBN 978-3-442-18026-4

www.goldmann-verlag.de

INHALT

@ADHD_LOVE: WIE ALLES BEGANN

Hi, schön, dich kennenzulernen. Ich bin Rich. Meine Frau Rox und ich stecken hinter den Social-Media-Accounts mit dem Namen ADHD_LOVE. Im vergangenen Jahr wurden unsere Videos über 200 Millionen Mal angeschaut und wir haben eine Community von Menschen aufgebaut, die erfahren wollen, wie das *echte* Leben mit ADHS ist. Ich würde dir gern erzählen, wie alles anfing …

Eines Abends drehte ich mich im Bett zu meiner Partnerin um und fragte sie, ob sie daran gedacht hat, einen Tampon zu benutzen. Das klingt wahrscheinlich sehr merkwürdig. Ich kann dich förmlich denken hören: *Hat der Typ sie noch alle?! Das ist echt schräg und ein bisschen kontrollsüchtig – also, für mich hätte er damit definitiv eine rote Linie überschritten.* Äh, ja.

Normalerweise würde ich das genauso sehen. Aber wenn man mit einer Frau verheiratet ist, die ADHS hat, stellt man solche Fragen eben.

Meine Frau vergisst, dass sie einen Zyklus hat. Obwohl sie seit beinahe zwei Jahrzehnten Monat für Monat daran erinnert wird, ist jede Periode für sie in gewisser Weise die erste. »Oh, krass Babe«, sagt sie jedes Mal zu mir. »Ich habe meine Periode.« Und dann sieht sie mich schockiert an, als könne sie es kaum glauben.

Ein paar Jahre vor dieser Episode hatten wir die Hälfte der schwierigsten Route von Go Ape geschafft, einem sehr hoch gelegenen Outdoor-Kletterpark, als sie ihre monatliche Entdeckung machte. Man kann dort nicht herunterklettern und erst recht nicht mal eben schnell in die Drogerie huschen. Man kann nur das Beste aus seiner Lage machen – in diesem Fall aus der unerwarteten Feststellung meiner Frau, dass ihre Monatsblutung begonnen hatte.

Ich durchwühle also meine Taschen und finde glücklicherweise eine Packung Taschentücher. »Kannst du damit etwas anfangen?«, frage ich und gebe sie ihr.

»Klar«, sagt sie voller Zuversicht. »Ich mache einfach einen Selbstgedrehten.«

Bevor ich meine Frau kennenlernte, hatte ich noch nie von dieser Art von Selbstgedrehten gehört. Die folgende Erklärung steht so sicher nicht im Duden, du musst mir also einfach glauben …

Selbstgedrehte, m. *Substantiv*: Ein selbstgerollter Tampon, häufig aus Toilettenpapier, der von neurodivergenten Menschen verwendet wird, die das Haus ohne Hygieneartikel verlassen haben.

Meine ADHS-Frau dreht sich diese improvisierten Tampons seit Jahren. In einem Kletterparcours im ländlichen Kent, östlich von London, auf dreißig Meter Höhe sah ich also zu, wie sie eine außergewöhnlich geschickte und mutige Leistung vollbrachte – die mir jedoch etwas unnötig erschien.

Seit diesem Vorfall habe ich es mir zur Aufgabe gemacht, jeden Monat rechtzeitig bei meiner Frau nachzuhaken, sie wie eine freundliche, bärtige Zyklusapp darauf hinzuweisen, dass ihre Periode bevorsteht, und dafür zu sorgen, dass sie zertifizierte Hygieneprodukte anstelle der DIY-Versionen verwendet.

Zurück zu dem Abend vom Beginn der Geschichte. Nachdem ich meine Frau gefragt hatte, ob sie aktuell ein Tampon benutze, drehte sie sich verschlafen zu mir um und antwortete: »Ja.« Mittlerweile kannst du vermutlich nachvollziehen, dass ich es nicht dabei belassen konnte.

»Nur zur Sicherheit: Ist es ein echter Tampon?«

»Echter Tampon«, antwortete sie und ein kleines, stolzes Lächeln breitete sich auf ihrem Gesicht aus.

Nachdem das geklärt war, dämmerten wir gerade wieder friedlich ein, als sie plötzlich »BABE!« rief und sich kerzengerade im Bett aufsetzte. »Aus dieser Unterhaltung könnten wir ein großartiges TikTok-Video machen.«

Es war fünf vor zwölf. Aber selbst im Halbschlaf konnte ich sehen, dass diese Szene ziemlich witzig wirken würde. »Tolle Idee, Süße«, sagte ich. »Lass uns schlafen und uns morgen einen Account machen.«

Schon als die Worte meinen Mund verließen, war mir klar, dass es aussichtslos war. Meine Frau hatte nämlich *das Funkeln* in den Augen. Ein Funkeln, das mich schon dazu gebracht hat, um zwei Uhr nachts das Wohnzimmer umzustellen, eine Pizza zu bestellen, obwohl wir auf Diät waren, und die nötige Ausrüstung für eine Kunstharz-Businessidee zu kaufen. Das Funkeln bedeutet: »Schlafen? Vergiss es. Wir machen das *jetzt*.«

Ich habe gelernt, bestimmte Aspekte der ADHS meiner Frau zu bekämpfen. Beispielsweise weigere ich mich, eine »Boderobe« (einen chaotischen Haufen achtlos hingeworfener Kleidung) im Schlafzimmer zu akzeptieren; ich ermuntere sie, mehr als einmal pro Woche zu duschen, und wegen der Schulden, mit denen sie sich in den vergangenen Jahren beinahe in den Bankrott getrieben hat, bin ich mittlerweile zuständig für all unsere Kreditkarten. Aber das Funkeln? Keine Chance. In diesem Augenblick ist sie Mohammed Ali. Unaufhaltsam. Unschlagbar.

Schicksalsergeben setzte ich mich ebenfalls auf.

Eine Viertelstunde Brainstorming in ADHS-Hochgeschwindigkeit später hatten wir unseren ADHD_Love-TikTok-Account geschaffen und unser erstes Video, »REAL TAMPON«, war live. Erschöpft kuschelten wir uns wieder ins Bett … Und hatten keine Ahnung, dass wir gerade etwas getan hatten, das unser Leben verändern würde. Dass dieses Video über die selbstgedrehten Tampons meiner Frau viral gehen würde, wir noch viel mehr ADHS-Content produzieren und eine Community mit Millionen Menschen aufbauen würden.

Und dass diese Entscheidung am Ende dazu führen würde, dass du jetzt dieses Buch in den Händen hältst.

Auf ADHS. Und auf das Funkeln in den Augen meiner Frau.

EINLEITUNG: WARUM WEINEN DIE BLOß ALLE?

Eines der verrücktesten Dinge, das uns beiden im letzten Jahr passiert ist: Menschen, die unsere Social-Media-Accounts kennen, sprechen uns auf der Straße an. Das ist immer eine wunderbare Erinnerung daran, dass wir mit dem, was wir machen, echte Menschen erreichen. Etwas an diesen Begegnungen schockiert mich jedoch: Die meisten dieser Menschen fangen an zu weinen.

Es kommt mir merkwürdig vor, weil ich und viele andere unseren Content als Comedy bezeichnen würden. Er soll lustig sein. Ich will damit nicht behaupten, Rox oder ich wären der nächste Ricky Gervais (wobei, wenn man Rox vor dem Zubettgehen im Pyjama tanzen gesehen hat, könnte man meinen, sie ist nah dran), aber alles in allem spielen wir heitere Momente aus unserem Leben nach. Warum also weinen die Menschen?

Nach einer solchen Situation mit einer jungen Frau in Canterbury fragte ich Rox flüsternd: »Babe … Warum hat sie geweint? Habe ich etwas Falsches gesagt?«

Eine Sache, die ich gelernt habe: Neurodivergente Menschen sind unglaublich sensibel. Ich meine das nicht so, wie es oft in unserer Gesellschaft betrachtet wird – als etwas Negatives, etwas, das zu viel ist –, sondern ganz und gar positiv. Die neurodivergenten Menschen, die ich kenne, nehmen sich selbst und ihr Umfeld besonders intensiv wahr. Bricht so jemand in Tränen aus, frage ich mich daher ehrlich, was ich falsch gemacht habe.

Meine ADHS-Frau wusste natürlich ganz genau, warum bei dieser jungen Frau – und den anderen Betroffenen, denen wir begegnet waren –, die Tränen geflossen waren. Es wirkt auf mich beinahe so, als würden sie dieselbe Sprache sprechen, als würden sie einen ungeschriebenen Dialog des gegenseitigen Verständnisses führen – ironischerweise das Ergebnis lebenslangen Missverstandenwerdens. Sie wusste, warum sie weinten, weil sie eine von ihnen ist.

Und nun möchte ich dir Rox vorstellen, meine ADHS-Frau.

DARF ICH VORSTELLEN? MEINE FRAU MIT ADHS

Hi, ich bin Rox, alias *die ADHS-Frau!* Ich freue mich riesig, dass ich dir etwas erzählen darf. Als Erstes möchte ich dich daran erinnern, die Wäsche aus dem Trockner zu holen, und dann mache ich da weiter, wo Rich aufgehört hat, und erkläre dir, warum die Menschen, die wir treffen, zu weinen anfangen.

Es ist Scham. Dieselbe Scham, die ich mein Leben lang verspürt habe, bis ich mit 36 meine ADHS-Diagnose bekam und kurz darauf Teil einer unglaublichen Online-Community von Menschen wurde, die genauso ticken wie ich. Ich weiß noch, wie ich mir das erste Mal, bevor ich wusste, dass ich selbst betroffen bin, ein Video über ADHS-Symptome auf TikTok angesehen habe. Ich brach in Tränen aus. Zum ersten Mal in meinem Leben teilte jemand meine inneren Monologe, meine seltsamen und ziemlich absurden Schwierigkeiten. Ich erinnere mich, wie ich dachte: *Oh Gott, ich bin nicht die Einzige.*

Dadurch, dass ich mit nicht diagnostizierter ADHS aufgewachsen war, hatte ich jahrelang das Gefühl, dass etwas mit mir nicht stimmte. Ich fühlte mich zerrissen zwischen dem Wunsch, mein Potenzial als »begabtes Kind« zu erfüllen, und meiner privaten Scham ob der Tatsache, dass ich weder mein Bett noch meine Wäsche machen noch mich angemessen um meine Finanzen kümmern konnte. Sammelt sich dieses »Ich-bin-ein-

Versager-Gefühl« über Jahre an, hat man am Ende einen Menschen mit einem quasi nicht existenten Selbstwertgefühl. Man ist verzweifelt, weil man das Leben einfach nicht in den Griff bekommt, sosehr man es auch versucht. Man fühlt sich von der Familie verurteilt; man ist das schwarze Schaf. Diejenige, die nichts durchzieht, diejenige, die immer zu spät kommt, die, die es nie gebacken kriegt ... Man wird zu einer Person, die sich für sich selbst schämt. Kannst du dir vorstellen, wie Menschen leben, die sich für sich selbst schämen? – Kleiner Tipp: gefährlich. Alkohol, Drogen, Sex, Shopping. Alles, um den Schmerz zu vermeiden, man selbst zu sein. Natürlich bringen diese Dinge nur vorübergehende Linderung und führen langfristig zu noch größerer Verzweiflung.

Ich kann heute nur deshalb von den unbeschwerten Momenten erzählen, weil ich es irgendwie durch die ganz dunklen geschafft habe. Diese werde ich nie im Internet teilen, denn ich kämpfte damals wirklich um mein Leben. Ich erinnere mich, dass ich in meiner stockfinsteren Wohnung saß, nachdem mir der Strom wegen verspäteter Zahlungen abgestellt worden war, umgeben von leeren Flaschen – Alkohol war mein Mittel gegen die Ängste –, und nur wollte, dass der Schmerz aufhörte.

Dass ich jetzt Content kreieren und Menschen erreichen kann, die vielleicht genauso zu kämpfen haben wie ich damals, ist ein absolutes Privileg. Ich hatte das große Glück, dass ich eine Therapie machen konnte, dass ich einen Entzug geschafft habe und den besten Partner habe, den ich mir vorstellen kann. Aber um auf Richs Punkt zurückzukommen: Es überrascht mich nicht, dass Menschen, denen es so geht wie mir, anfangen zu weinen, wenn wir uns treffen. Ich kenne die schwarzen Nächte, die

Menschen mit einer ADHS-Diagnose – häufig allein – überstehen müssen. Ich kenne die Scham, die das Leben als nicht diagnostizierte Person mit ADHS begleitet, und ich kenne die unglaubliche Erleichterung, wenn man ein 30-sekündiges TikTok-Video sieht und zum ersten Mal seit dreißig Jahren frei atmen kann: *Oh Gott, ich bin nicht die Einzige.*

WIE MAN DIESES BUCH LIEST

In diesem Buch geht es um zehn Symptome. Quasi die Top-Ten-Ergebnisse, wenn man »ADHS« googelt – Vergesslichkeit, Impulsivität, Probleme mit Geld und so weiter.

Doch wenn man die Symptome liest, ob auf einer öffentlichen Informationsseite im Internet oder in einem Meme, bekommt man kein Gesamtbild des Lebens mit ADHS. Ein-Wort-Listen mit Symptomen sind ziemlich ungenau und können die typische Reaktion »Ach, das hat doch jeder mal« hervorrufen. Ja, wir alle sind ab und zu ein wenig vergesslich. Aber haben auch alle von uns schon einmal acht iPhone-Kopfhörer in einem HALBEN JAHR verloren?

Wir wollen die Symptome um echte, ungeschönte persönliche Geschichten ergänzen – schonungslos, mit DIY-Tampons und allem, was sonst noch dazu gehört. Du wirst von einigen meiner größten Herausforderungen erfahren und davon, wie es mir gelungen ist, meine ADHS nicht nur in den Griff zu bekommen, sondern mit meinem Partner ein Leben voller Wärme, Sicherheit, Mitgefühl und oft unglaublich viel Gelächter aufzubauen. Dasselbe wünschen wir dir.

An dieser Stelle eine Klarstellung: Natürlich sind alle Menschen mit ADHS unterschiedlich. Meine Symptome können andere sein als deine. Ich möchte deine nicht abwerten, indem ich von meinen erzähle. Wir schreiben unsere Geschichten auf in der Hoffnung, dass sich dadurch die Scham, die das Leben mit ADHS auslöst, etwas verringert, und um Menschen mit ADHS und ihren Partner*innen einen Wegweiser für ein glücklicheres Leben mit einer starken Verbindung zu geben.

Zu jedem Symptom erzähle ich eine Anekdote – viele davon stammen aus den dunkleren Tagen, bevor ich meine Diagnose bekam – und berichte, wie Rich und ich heute damit umgehen. Immer wieder werden wir auf unsere beiden wichtigsten Hilfsmittel zurückkommen: Wertfreiheit und Mitgefühl.

Die Macht dieser beiden Werkzeuge ist unbestreitbar. Beispielsweise habe ich mich mein Leben lang dafür gequält, dass ich nicht in der Lage war, mein Bett zu machen. Ich habe mich deswegen übel beschimpft, als *dumm, nutzlos, Totalversagerin, eine Schande, absolut peinlich*. Auch von anderen wurde ich heftig verurteilt. »Komm schon … Das Bett zu machen ist doch nicht schwer. Hör auf, dich wichtig zu machen, und gib einfach zu, dass du faul bist.« Überraschung: sich selbst herunterzumachen oder zuzulassen, dass andere es tun, verbessert gar nichts. Durch Verurteilung – sei es die eigene oder die anderer – gelingt einem nichts besser. Erst als Rich mir beibrachte, wie man das Bett richtig macht, und die ersten Male neben mir stand, sodass ich es von ihm abschauen konnte, lernte ich, es allmählich auch allein hinzubekommen. Er lachte mich nie dafür aus, dass ich mit über dreißig keine Ahnung hatte, wie man diese Aufgabe, die ihm unheimlich einfach vorkam, erledigte, und er stellte nie infrage, dass sie mir wirklich schwerfiel. Er hörte mir zu und dann half er mir. Ich werde mich jetzt nicht bei einem Fünf-Sterne-Hotel bewerben, aber meistens gelingt es mir, das Bett zu machen, und das fühlt sich super an. Mitgefühl und

Wertfreiheit unterstützen positive Veränderungen, wie Scham und Verurteilung es nie könnten.

Auch Rich wird von seinen tatsächlichen Erfahrungen mit meinen Symptomen berichten. Er wird von seinen Schwierigkeiten mit einigen meiner Verhaltensweisen vor der Diagnose erzählen, und wie er jetzt, da er weiß, dass ich ADHS habe, damit umgeht. Ich sollte dazu sagen, dass er sehr viel recherchiert und daran gearbeitet hat, wie er mich als neurodivergente Partnerin am besten unterstützen kann. Meine Hoffnung ist, dass jeder neurodivergente Mensch eine Person hat, die sich auf diese Weise um ihn sorgt. Ich kann nicht genug betonen, wie sehr diese Liebe daran beteiligt war, die tiefen Wunden zu heilen, die ein Leben als vermeintliche Totalversagerin hinterlassen hat.

Ob du in einer Beziehung oder Freundschaft mit einer ADHS-Person bist oder du ein Kind mit ADHS hast – wir hoffen, dass du nicht nur lernst, wie du diesem Menschen zur Seite stehen kannst, sondern auch, dass du siehst, wie wichtig du bist: deine Erfahrungen, deine Gefühle, deine Schwierigkeiten. Dies hier ist nicht nur ein Buch darüber, wie man eine ADHS-Person unterstützt, sondern auch darüber, was es bedeutet, einen solchen Menschen zu lieben, im Guten wie im Schlechten. Und ein Buch über die Werkzeuge, die wir alle nutzen können, um ein gesundes, glückliches Zuhause für alle Menschen mit ADHS zu schaffen.

Ob du dieses Buch nun mit Hyperfokus in den nächsten zwei Stunden durchliest oder es auf dem Stapel mit ungelesenen Büchern landet und du 2034 beim Packen für einen Umzug endlich dazu kommst, es kurz zu überfliegen – wir hoffen, diese Seiten bringen dir etwas. Wir hoffen, dass du dich weniger allein fühlst. Und wir danken dir aus ganzem Herzen, dass du hier bist.

Rox und Rich

SYMPTOM NUMMER EINS: WICHTIGE DINGE VERLIEREN

AKA: »Babe, hast du mein Portemonnaie gesehen?«

GESCHRIEBEN VON ROX

Im Laufe meines Lebens habe ich so viele Dinge verloren. Alle Klassiker: dreizehn Handys, achtzehn Portemonnaies, zwei Pässe. Letzteres zog nicht nur einen verpassten Urlaub nach sich, sondern auch eine schriftliche Mahnung von Ihrer Majestät der Königin persönlich. Britische Pässe gehören dem Königshaus. Wer hätte das gedacht? Ich kann nicht mehr zählen, wie oft ich vor den verschiedenen Häusern stand, in denen ich gelebt habe, mich selbst ausgesperrt hatte, mit meinem Akku bei zwei Prozent den Schlüsseldienst anrufen musste und mich fragte, ob noch genug Geld auf der bis zum Anschlag ausgereizten Kreditkarte war, um wieder hineinzukommen. Eines Abends reichte es nicht, also schlief ich auf der Treppe vor dem Haus.

Was in meinem Körper geschah, wenn mir klarwurde, dass ich etwas Wichtiges verloren hatte, war ein mächtiger Cocktail aus Stress und Scham. Mein Magen fühlte sich an, als würde er sich umstülpen, mein Gesicht brannte und ich spürte, wie ich rot wurde. Ich hatte einen Kloß im Hals und musste meine Tränen zurückhalten, wenn ich begriff, was ich getan hatte. Wieder einmal. Jedes Mal, wenn ich etwas Wichtiges verlor, schimpfte ich mit mir wegen meiner mangelnden Sorgfalt und meiner Dummheit, schrie mich innerlich an in der Hoffnung, dass es mich irgendwie davon abhalten würde, weiterhin Dinge zu verlieren. Natürlich funktionierte es … nicht.

Der traurige Tiefpunkt war ein Brief, den mir meine Mum geschrieben hat, als sie im Sterben lag. Ich habe keine Ahnung, wo genau er mir abhandengekommen ist; wahrscheinlich bei einem meiner Umzüge in meinen Zwanzigern. Der Schmerz, den mir dieser Verlust beschert hat, ist fast unbeschreiblich. Ich hasste mich aus tiefstem Herzen für das, was ich getan hatte – dass ich etwas so Wertvolles verlieren konnte, etwas, das ich niemals wiederbekommen würde. Die letzten Worte meiner Mutter an mich. Was für eine furchtbare, verabscheuenswürdige Tochter ich war. Erst durch meine ADHS-Diagnose war ich in der Lage, den Klammergriff dieses Selbsthasses ein wenig abzuschütteln.

Die Tatsache, dass ich diesen Brief verloren habe, treibt mir nach wie vor Tränen in die Augen. Es macht mich unfassbar traurig. Aber jetzt schreie ich mich nicht mehr innerlich an, sondern atme tief durch, akzeptiere die Traurigkeit und bringe mir Mitgefühl entgegen.

Warum ich diese Geschichte erzähle? Um laut und deutlich zu sagen: »*Ich verliere diese Dinge nicht mit Absicht!*« Ich habe das Bedürfnis, das herauszubrüllen, um zu beweisen, wie sehr es schmerzt, Dinge zu verlieren, und damit du verstehst, dass ich das wirklich nicht absichtlich tue. Fast mein ganzes Leben lang haben Leute die Augen verdreht und mich als nachlässig, unverantwortlich und rücksichtslos bezeichnet. Deshalb erzähle ich hier von meinem größten Schmerz und hoffe, dass du nachvollziehen kannst, wie das alles passieren konnte. Nicht verstanden, dafür aber verurteilt und ohne jegliches Mitgefühl behandelt zu werden, hat zu den dunkelsten Momenten in meinem Leben geführt. Die Narben, die mich daran erinnern, trage ich auch heute noch auf der Haut.

Als ich von meiner ADHS-Diagnose erfuhr, ließen der ungeheure Selbsthass und die verzweifelten Versuche, mich zu rechtfertigen, etwas nach. Langsam veränderte sich meine innere Erzählung von der einer persönlichen Versagerin zu einer, in der ich Verständnis für mich selbst entwickelte. *Moment mal,* dachte ich. *Ich habe also die Wahrheit gesagt? Ich war also wirklich nicht absichtlich so vergesslich? Es gibt möglicherweise einen Grund dafür?* Es war, als wäre ich mein Leben lang kurz vor dem Ersticken gewesen und konnte nun auf einmal wieder atmen. Ich war kein kaputter Mensch. Ich war in Ordnung. Verurteilung oder Beschimpfungen konnte ich nicht mehr gebrauchen; was ich brauchte, war eine Therapie und jede Menge Verständnis. Das war für mich das Wichtigste an der Diagnose: dass ich die lähmende Scham loswurde, die ich mein Leben lang mit mir herumgetragen hatte.

Eine Diagnose kann natürlich nicht zaubern. Ich verwandelte mich durch sie nicht plötzlich von der Königin des Selbsthasses zu einem vollwertigen Mitglied der »Leben, lachen, lieben«-Brigade. Aber die Geschichte, die ich mir selbst erzählte, wenn ich etwas verlor, war nun eine andere. Eine Diagnose bedeutet nicht, dass man nichts mehr verliert. Ich trinke keinen Alkohol mehr, ich bin in einer Beziehung, in der ich sehr unterstützt werde, ich hatte eine hervorragende Therapie – und dennoch verliere ich regelmäßig Dinge. In den vergangenen sechs Monaten beispielsweise habe ich drei Portemonnaies verloren. Das erste, ein wunderschönes, lindgrünes mit Gravur, das Rich mir zu Weihnachten geschenkt hatte, kam mir irgendwo am Bahnhof London Bridge abhanden. Ruhe in Frieden. Rich war lieb und verständnisvoll und kaufte mir eine neue Geldbörse – die ich ein paar Wochen später irgendwo am Bahnhof Kings Cross verlor. Ruhe in Frieden. Wieder war Rich lieb und verständnisvoll. Womit wir bei Portemonnaie Nummer drei wären. Hier ist seine Geschichte.

Ich saß in einem Zug auf dem Weg nach Brighton, wo ich Rich nach der Arbeit treffen sollte, als ein vertrautes Gefühl in mir aufstieg: *pure Panik*. Am Ausgang des Bahnhofs durchsuchte ich verzweifelt meine Taschen. Mir schlug das Herz bis zum Hals, mein Gesicht wurde heiß, und ich spürte, wie meine Gefühle hochkochten, als mir klar wurde, dass ich wieder einmal eine Geldbörse verloren hatte. Ich brach in Tränen aus und hatte Mühe, ruhig zu atmen. Ich rief Rich an, der, typisch Rich, früh dran war und bereits draußen vor dem Bahnhof auf mich wartete. Mit zittriger Stimme erklärte ich ihm, was passiert war. Er beruhigte mich, kam herein, suchte mich, kaufte mir ein neues Ticket (in Großbritannien muss man sein Ticket vorzeigen, um den Bahnhof zu *verlassen*!), brachte mich durch die Schranken und hielt mich dann geschlagene zehn Minuten im Arm, während ich an seiner Schulter weinte und in Endlosschleife den Satz *Ich bin so dumm, ich bin so dumm* wiederholte. Er widersprach mir und versicherte mir zum millionsten Mal, dass alles in Ordnung wäre. Wer dort in Brighton an uns vorbeiging, dachte wahrscheinlich, wir wären dabei uns zu trennen. Keiner konnte wissen, dass so manchmal das Leben mit ADHS aussah.

Nachdem ich mich beruhigt hatte, schlug Rich vor, statt ein weiteres teures Portemonnaie zu kaufen, sollten wir mir diesmal vielleicht ein günstigeres besorgen. Außerdem schlug er vor, dass er die meisten meiner Karten und Ausweise verwahren würde, damit ich, falls ich auch diese Geldbörse verlieren würde, nur meine Bankkarte ersetzen müsste. Gott segne diesen Mann. Er hat mich nie angemotzt, mir nie Schuldgefühle gemacht. Er half mir, mit meiner Scham zurechtzukommen und Strategien zu finden, die es mir in Zukunft leichter machen würden. Während ich dies schreibe, habe ich bereits seit vier Monaten kein Portemonnaie mehr verloren. Jemand sollte dem Guinnessbuch der Rekorde für Menschen mit ADHS Bescheid sagen!

Was helfen kann

Wahrscheinlich kennst du das alles schon: den »ADHS-Check« beim Verlassen des Raums, die Klebezettel an den Türen als Erinnerung daran, was man mitnehmen muss, die für Schlüssel reservierte Tasche … Das Internet ist voller praktischer Tipps, wie man vermeiden kann, Dinge zu verlieren. Für mich hat keiner davon funktioniert. Vielleicht hat es einen Tag lang geklappt, aber dann vergaß ich schnell wieder, was ich tun sollte, und verlor nicht nur Dinge, sondern fühlte mich auch noch schlecht, weil es mir nicht gelang, all die guten Ratschläge zu befolgen! Eine Doppelportion Scham. Nein, danke.

Gehen wir es also anders an. *Du hast ADHS. Du wirst Dinge verlieren.* Versuchen wir daher dafür zu sorgen, dass es die weniger wichtigen sind. Häufig ist Akzeptanz der Schlüssel dazu, sich besser zu fühlen. Wenn du akzeptierst, dass du Dinge verlieren wirst, kämpfst du nicht gegen dich selbst oder machst dir Schuldgefühle. Weißt du, was dann passiert? Du verlierst weniger Dinge! Zauberei.

Hier einige erprobte Tricks, die tatsächlich funktionieren:

VERGISS DIE SCHAM: Wenn du etwas verlierst, fühlt sich das einfach nur schrecklich an. Besonders wenn es etwas ist, dass dir wichtig war. Der Stress und die Schuldgefühle, die dadurch entstehen, dass du etwas verloren hast, sind schmerzhaft genug. Du solltest dich nicht auch noch bestrafen oder quälen. Und auch sonst niemand. Du hast, was auch immer es war, nicht absichtlich verloren. Es wäre dir viel lieber gewesen, wenn das nicht geschehen wäre, und es fühlt sich furchtbar an. Also … kein Herummeckern. Von niemandem, auch nicht dir selbst. Du hast ADHS. Du verlierst Dinge. Das ist in Ordnung. Du bist kein schlechter Mensch.

VERSUCHE, DEINE EMOTIONEN ZU REGULIEREN: Etwas Wichtiges zu verlieren, kann dazu führen, dass du dich emotional überfordert fühlst und glaubst, mit der Situation nicht fertigwerden zu können. Symptome, wie die einer Panikattacke, sind nicht ungewöhnlich bei einer maximal unter Stress stehenden Person mit ADHS, die sich beispielsweise gerade ausgesperrt hat. Wenn du merkst, dass diese großen Gefühle hochkommen, nimm deinen Atem zur Hilfe, um dich herunterzubringen. Atme tief in den Bauch ein und zähle dabei bis acht, dann atme genauso lange aus. Wiederhole das so oft wie nötig. Du wirst spüren, wie sich dein Körper wieder entspannt. Langsame Atemzüge signalisieren deinem Nervensystem, dass du nicht in Gefahr bist, und helfen bei der Selbstregulation. Sobald du etwas ruhiger bist, kannst du die Situation vernünftig angehen.

REDUZIERE STRESS: Stresst verstärkt ADHS-Symptome. Sei besonders wachsam, wenn du gestresst bist oder nervös wirst. Spät dran für einen Zug? Das ist ein Warnzeichen dafür, dass du etwas verlieren oder vergessen könntest. Verlangsame dein Tempo, probiere vielleicht die Atemübung aus dem vorherigen Absatz und höre auf deinen Körper. Registriere, worum du dir Sorgen machst und verschaffe dir in diesen Situationen etwas mehr Zeit für dich selbst.

SORGE FÜR SICHERHEITSNETZE: Gib deiner Nachbarin einen Ersatzschlüssel, besorge dir eine zusätzliche SIM-Karte, habe eine geladene Powerbank dabei, bezahle die zehn Euro monatlich für eine Handyversicherung, lasse deinen Ausweis, wenn du ihn nicht benötigst, zu Hause. Nimm nichts mit, was teuer ist. Reduziere die Dinge, an die du denken musst, damit du nichts verlierst, das besonders wichtig ist.

»Alles gut. Ich lasse deine Karten sperren.«

GESCHRIEBEN VON RICH

Seit Rox und ich zusammen sind – während der Arbeit an diesem Buch sind es vier Jahre –, hat sie neun Kopfhörer verloren. Acht davon waren die iPhone-Dinger für dreißig Pfund, was nicht weiter schlimm ist. Nummer neun aber waren Noise-Cancelling-Kopfhörer für zweihundertfünfzig Pfund, die ich ihr zu Weihnachten geschenkt hatte. Autsch.

Am Anfang hat es mich ziemlich aufgeregt, wenn Rox etwas abhandengekommen war, besonders wenn es sich um ein Geschenk gehandelt hat oder um etwas, das mir gehörte. *Wenn ihr etwas an mir läge, würde sie doch mehr auf diese Dinge aufpassen, oder?*, dachte ich insgeheim. Ich wurde echt wütend, und obwohl ich versuchte es zu verbergen, lag meine Gefühlswelt für sie – einen gedankenlesenden Jedi – wie ein offenes Buch vor ihr, und sie wusste Bescheid. Stell dir also folgende Szene vor: Sie hat mir gerade gesagt, dass sie die teuren Kopfhörer verloren hat, die sie von mir bekommen hatte. Ihre Hände und ihre Stimme zittern, sie ist rot im Gesicht und offensichtlich schämt sie sich entsetzlich. Ich merke, wie es in mir brodelt. Wie kann es sein, dass das schon wieder passiert ist? Ich habe den Eindruck, sie tut es mit Absicht. Wir fühlen uns beide einsam und unverstanden. Genau das ist die Situation, in der wir uns vor ihrer Diagnose etliche Male befanden.

Mir fällt es ziemlich leicht, auf etwas achtzugeben. Ich habe ein gutes Gedächtnis, bin organisiert und es ist mir quasi ins Gehirn eingebrannt, wo sich wichtige Gegenstände zu jedem beliebigen Zeitpunkt befinden. Würde ich ständig etwas verlieren, würde das tatsächlich bedeuten, dass ich es absichtlich tue. Vielleicht, um jemanden zu verletzen, oder weil mir diese Dinge gleichgültig sind. Das war die einzige Erklärung, die für mich Sinn ergab. So viel, wie Rox verlor, musste dahinter Vorsatz stecken. Denn so tickt *mein* Gehirn.

Und das ist das Problem. *Mein Gehirn.* Das komplett anders ist als ihres. Meine Art und Weise zu leben, auf sie zu übertragen, war extrem ungerecht. Unsere Gehirne unterscheiden sich stark: Etwas, das mir sehr leichtfällt, ist für sie ungeheuer schwierig. Soll unter dem Strich heißen: Hat jemand Mühe mit etwas, tragen Ärger und Frust garantiert nicht dazu bei, dass es für diese Person leichter wird.

Als Rox ihre Diagnose bekam und uns beiden die Gründe für ihre Schwierigkeiten dämmerten, ihre Sachen beieinander zu halten, half ihr das nicht nur enorm, sich deswegen nicht mehr zu schämen, es half auch mir! Ich verstand endlich, dass sie diese Sachen nicht verlor, weil ich ihr egal war oder weil sie mich ärgern wollte – sie verlor sie, weil sie ADHS hat. Auf einmal waren wir im selben Team, arbeiteten auf dasselbe Ziel hin: Wie konnten wir einander im Hinblick auf dieses Problem unterstützen? Wie konnten wir einander helfen, glücklicher zu werden? Es galt nicht länger: Ich gegen Rox, die Dinge verlor, sondern Rox und ich gegen die ADHS-Symptome.

Seitdem habe ich hart daran gearbeitet, nicht frustriert oder wütend zu reagieren, wenn sie unvermeidlicherweise etwas verlor. Es erforderte eine Menge Übung und Geduld, aber heute kann ich stolz sagen, dass meine instinktiven Reaktionen mittlerweile Verständnis und Mitgefühl sind. Ich habe ein neues, gut funktionierendes System in meinem Kopf. Als Erstes konzentriere ich mich auf eine liebevolle Haltung und Beruhigung. Rox ist oft gestresst und außer sich, wenn sie etwas verloren hat. Ich sage ihr, dass alles in Ordnung ist, nehme sie in den Arm und erinnere sie daran zu atmen. Wenn ich merke, dass sie wieder ruhiger ist, helfe ich ihr mit den praktischen Belangen rund um den Verlust. Das kann so etwas sein wie Karten zu sperren oder im Restaurant anzurufen, ob das Verlorene möglicherweise noch dort ist. So etwas ist kein Problem für mich, ich weiß, was zu tun ist. Für Rox hingegen können sich solche Aufgaben wie unüberwindbare Hürden anfühlen.

Das bedeutet jedoch nicht, dass meine Gefühle keine Rolle spielen. Ich sage Rox, wenn es mich verletzt, dass sie etwas verloren hat, was ich ihr gekauft habe. Aber ich tue dies auf verständnisvolle Weise und erst, nachdem sie sich beruhigt hat und wir die praktischen Schritte unternommen haben. Das kann beispielsweise so klingen: »Um ehrlich zu sein, bin ich ein bisschen enttäuscht, dass du das Portemonnaie verloren hast, das ich dir geschenkt habe. Aber ich weiß, dass du es nicht mit Absicht getan hast, sondern dass es an der ADHS liegt.« Sie entschuldigt sich immer bei mir, umarmt mich und gibt mir Sicherheit.

Wir haben ein sicheres Umfeld geschaffen, und Rox weiß, dass sie mich anrufen kann, sobald sie etwas verloren hat. So kann ich ihr helfen und sie muss nicht allein mit der Situation zurechtkommen. Es gibt bei uns keine Schuldzuweisungen mehr, wenn sie etwas verliert – und ich bin ehrlich überzeugt, dass dies dazu beigetragen hat, dass es weniger häufig geschieht. Ihre aktuelle Geldbörse hat sie mittlerweile schon seit vier Monaten und ich bin deshalb wirklich stolz auf sie.

Unterstützung für einen Menschen mit ADHS, der alles verliert

Die Sache ist die – wie wir weiter oben gesagt haben, verliert ein Mensch mit ADHS Dinge. Und glaub mir, er fühlt sich deswegen schon schrecklich. Die Ratschläge, die wir hier geben, werden nicht dazu führen, dass diese Person nichts mehr verliert. Es geht vielmehr darum, sie liebevoll und mitfühlend zu unterstützen und gleichzeitig sicherzustellen, dass auch du Gehör findest. Hinzunehmen, dass der ADHS-Mensch in deinem Leben nun einmal Dinge verliert, und ihm jedes Mal zur Seite zu stehen, wenn das geschieht, kann tatsächlich dazu beitragen, dass es seltener vorkommt – das habe ich mit eigenen Augen beobachtet.

NICHT WÜTEND WERDEN: Wahrscheinlich fühlt sich der oder die Betroffene schon schlecht genug. Ja, du kannst sauer sein, aber übe dich darin, zunächst verständnisvoll zu reagieren. Mit großer Sicherheit fühlt sich dein ADHS-Gegenüber hilflos, schämt sich und könnte es gebrauchen, dass du ihm zeigst, dass alles in Ordnung ist. Danach, wenn er oder sie sich beruhigt hat, kannst du sagen, wie es dir mit der Sache geht, und dich trösten lassen. Mit einem Menschen zu diskutieren, der getriggert ist, verletzt bloß euch beide.

STREBE CO-REGULATION AN: Die Person mit ADHS zu beruhigen, wenn sie etwas verloren hat, ist Schritt eins. Das kann ein Anruf sein, bei dem du versicherst, dass alles gut wird, oder eine Umarmung, wenn Tränen fließen, weil wieder einmal ein Handy irgendwo liegen geblieben ist. Einfach für die Person da zu sein, ruhig und freundlich, reicht aus, damit sie diese überfordernden Emotionen überwinden kann.

BIETE PRAKTISCHE HILFE AN: Bist du ein neurotypischer Mensch, sind deine praktischen Fähigkeiten für den ADHS-Menschen in deinem Leben Gold wert. Schlägt ADHS zu, kannst du ihm beispielsweise helfen, Karten zu sperren, einen Versicherungsanspruch geltend zu machen oder das Fundbüro anzurufen. Einen Menschen mit ADHS in diesen Bereichen zu unterstützen, ist eine der besten Hilfsmöglichkeiten.

ARBEITET GEMEINSAM AN EINER LÖSUNG: Sprich mit der Person mit ADHS über das Muster, Dinge zu verlieren. Entwickelt gemeinsam Strategien, wie sich Verluste reduzieren lassen. Muss er wirklich jeden Tag den Ausweis aus dem Portemonnaie holen? Könnt ihr irgendwo einen Ersatzschlüssel hinterlegen? Gibt es eine Schublade, in der ihr einen wichtigen Brief aufbewahren könnt? Arbeitet ihr gemeinsam gegen das Symptom statt gegeneinander, seid ihr beide zufriedener und fühlt euch besser unterstützt.

SYMPTOM NUMMER ZWEI: ZEITBLINDHEIT

AKA: »Ich bin in fünf Minuten fertig!«

GESCHRIEBEN VON ROX

In neunundneunzig Prozent der Fälle läuft mir die Zeit davon. Und ich hinterher und zwar wortwörtlich. Sehr oft renne ich schweißgebadet durch die London-Bridge-Station, Hafermilch-Latte in einer Hand, Handy in der anderen, und überlege, ob es besser ist zu lügen oder die Wahrheit darüber zu sagen, weshalb ich nicht pünktlich bin. Im Geiste entwerfe ich eine Nachricht:

Tut mir leid, dass ich zu spät bin – ich saß aus keinem besonderen Grund fünfundzwanzig Minuten im Bett und habe aus dem Fenster gestarrt.

Ich fände es toll, wenn ich so einen Text verschicken könnte. Er ist offen, authentisch, menschlich und echt. Aber irgendetwas sagt mir, dass die wichtige Person aus dem Musikbusiness, die ich gleich treffen soll, eventuell nicht derselben Meinung ist. Ich entscheide mich für einen Klassiker:

Tut mir leid, dass ich zu spät bin. Totales Bahnchaos heute Morgen, es hat einfach gar nichts funktioniert.

Darauf, dass die Züge in Großbritannien unzuverlässig sind, kann man sich immer verlassen; in dieser Hinsicht sind sie eine ausgezeichnete Ausredenquelle für Menschen mit ADHS.

Doch nicht nur zum Zug komme ich zu spät. Nein, zu ALLEM. Zur Arbeit, zu Arztterminen und zu Flügen. 2017 verpasste ich einmal einen Flug von London nach Los Angeles wegen eines Phänomens, das ich als meinen Google-Maps-Zeitoptimismus bezeichne: Ich breche im letztmöglichen Moment auf und berücksichtige nie den Verkehr oder andere mögliche Verzögerungen! Ich hatte ein unverschämtes Glück: Die verständnisvolle Dame am Schalter von British Airways hatte Mitleid mit mir und buchte mich *kostenlos* auf einen späteren Flug am selben Tag um. Ich konnte es kaum fassen! Das war knapp …

Ich setzte mich in die Abflughalle und schickte ein Stoßgebet an die British-Airways-Götter. Trotz vier Stunden Wartezeit rührte ich mich nicht vom Fleck. Ich wusste, wenn ich den Flughafen verließ, wäre die Gefahr groß, dass ich erneut zu spät käme. (Wie *vernünftig* von mir!) Ich wählte einen Platz in der Nähe des Gates und wartete. Und wartete. Ich wartete so lange, dass ich eine Fehlermeldung bekam, als ich zum Sicherheitscheck gehen wollte. Jemand vom Personal informierte mich, dass ich das einstündige Zeitfenster überschritten hatte, in dem ich den Sicherheitsbereich betreten durfte. Ich stand da und starrte die Person an, teils fassungslos (das konnte unmöglich wahr sein … sicher träumte ich und das war eine Szene in einem Sketch) und teils wie versteinert (was mache ich jetzt???). Die nette Dame am Schalter hatte mich schon einmal kostenlos umgebucht … Wie sollte ich ihr erklären, dass ich DIESEN Flug ebenfalls verpasst hatte?! Was würde sie bloß denken??

Zum zweiten Mal an diesem Tag ging ich zum British-Airways-Schalter. Ich erklärte meinem menschlichen Schutzengel, dass ich den Flug verpasst hatte, wieder ohne einen anderen Grund und eine andere Entschuldigung als dass ich die Zeit vergessen hatte. Damals hatte ich meine ADHS-Diagnose noch nicht und mein eigenes Verhalten verwirrte und bestürzte mich enorm. Ich fing an zu weinen. »Es tut mir so leid. Ich bin so eine Idiotin. Ich weiß nicht, wie das passieren konnte.«

Zu meiner Überraschung lachte sie. »Oh, Liebes, nicht dein Tag heute, oder?«, sagte sie. Sie drückte ein paar Tasten. »Ich habe dir einen neuen Flug für morgen gebucht. Bitte stelle dir einen Wecker.« Aller guten Dinge sind drei, dachte ich, als ich am folgenden Tag meinen Transatlantikflug antrat.

Es macht mir keinen Spaß, zu spät zu kommen. Im Gegenteil, ich HASSE es. Ob ich verschwitzt und aufgelöst aus dem Haus eile und garantiert irgendetwas vergessen habe oder meinem Bruder sagen muss, dass ich einen Tag später komme, weil ich meinen Flug verpasst habe – ich hasse, hasse, *hasse* es. Ich schäme mich deshalb und es stresst mich extrem. Und ich fragte mich natürlich: Wenn ich es so sehr verabscheue, warum kann ich nicht einfach pünktlich sein? Diese Frage hat mich über Jahre beschäftigt. Ich habe alles versucht: zwei Wecker stellen, meine Strecken detailliert planen, früh losgehen. Egal, was ich tat, es war, als würde sich das Universum um mich herum verbiegen und verschieben, sodass ich auf jeden Fall zu spät käme.

Ach, du glaubst, du bist pünktlich? Lol. Ich habe gerade deinen Zug ausfallen lassen.

Ein Flug in einer Stunde? Oh je … Schau dir die endlose Schlange beim Sicherheitscheck an.

Seit dreißig Jahren komme ich zu spät. Stell dir das vor:

Dreißig Jahre Ausreden.

Dreißig Jahre Selbsthass.

Dreißig Jahre nicht begreifen, warum ich es nicht einfach auf die Reihe bekomme.

Dreißig Jahre Menschen, die sehr sauer auf mich sind.

Darüber hinaus habe ich durch verpasste Züge, Termine und natürlich Flüge unheimlich viel Geld verloren. Die ADHS-Gebühr ist nicht zu unterschätzen. Schlimmer noch, ich bin mir sicher, dass viele Freund*innen und Kolleg*innen den Eindruck haben, dass ich sie oder ihre Zeit nicht wertschätze, wenn ich wieder einmal völlig durch den Wind mit einer halbgaren Ausrede über verspätete Züge ankomme.

Kein Wunder, dass ich mich, als ich von dem Begriff »Zeitblindheit« erfuhr, zum ersten Mal seit Jahrzehnten verstanden fühlte. Zu spät kommen ist ein ADHS-Symptom. Es gehört zu den Herausforderungen für mich, in einer Welt zu leben, die auf Zeit beruht … Zeitblindheit ergibt aus meiner Sicht Sinn – und wie für viele andere ADHS-Symptome gibt es auch für sie Unterstützungsmöglichkeiten. Gleich zeige ich dir, welche.

Zeitblindheit könnte man ebenso gut als Zeitoptimismus bezeichnen. Sagen wir beispielsweise, ich muss mein Haus in fünfundvierzig Minuten verlassen, weil ich einen Termin habe, und ich möchte vorher noch eine Folge auf Netflix gucken, die eine Stunde dauert. Ich glaube ernsthaft, dass das machbar ist – dass die Folge irgendwie schneller ablaufen kann, dass sich die Zeit selbst verformen wird, damit ich das Haus zum geplanten Zeitpunkt verlassen kann. Ich bin praktisch eine Zeitmagierin. Bloß dass meine Zauberei nicht funktioniert.

Trotz zahlreicher Beweise des Gegenteils verschwindet der Fluch des Zeitoptimismus nie.

»Wie lange brauchst du, bis du fertig bist?«, fragt Rich mich.

»Fünf Minuten«, antworte ich voller Überzeugung.

Fünfundvierzig Minuten später tauche ich auf, endlich bereit aufzubrechen, und er ist mehr als nur ein bisschen sauer. Ich verstehe es nicht.

Für mich sind fünf Minuten und fünfundvierzig Minuten exakt dasselbe.

Sie bedeuten so viel wie »nicht jetzt, aber bald«.

Ich funktioniere nicht in der üblichen Zeitordnung. Für mich gibt es entweder »sofort« oder »später«.

Fünf Minuten bedeuten »nicht sofort« – genau wie fünfundvierzig Minuten.

Die einzige verlässliche Zeitangabe ist *jetzt sofort.*

Seit meiner ADHS-Diagnose bin ich ein *bisschen* besser geworden, was mein Zeitmanagement angeht. Keineswegs perfekt, aber gerüstet mit dem Wissen, dass ich mich für eine Zeitmagierin halte, kann ich mich selbst für meine absurden zeitlichen Vorstellungen zur Ordnung rufen. Will ich beispielsweise Rich texten: »Ich bin in einer Viertelstunde zu Hause«, obwohl ich genau weiß, dass ich im Zug sitze, der noch eine Stunde braucht, mache ich mich auf meinen Zeitoptimismus aufmerksam, lösche die Nachricht und schreibe ihm eine realistischere Zeit. Mein Leben lang habe ich in Bezug auf die Zeit gelogen, habe mich verzweifelt bemüht, meine Scham zu verbergen und es so nur noch schlimmer gemacht. Dieses Verhalten muss ich jetzt umlernen. Nur durch Aufrichtigkeit können wir beginnen, auch diese Teile unserer selbst anzunehmen und anderen ermöglichen, sie ebenfalls zu akzeptieren.

Gern würde ich es mir selbst zuschreiben, dass ich in letzter Zeit keine Flüge mehr verpasst habe, aber ich denke, das ist eher Mr »Wir müssen drei Stunden vor Abflug am Flughafen sein«, Richs Verdienst. Mein Verdienst ist, dass ich ehrlich bin. Ich sage im Voraus, dass ich ADHS habe und häufig zu spät komme. Antworten wie »Danke fürs Bescheid sagen, kein Problem« heben den enormen Druck auf, es hinzubekommen, und die Wahrscheinlichkeit steigt, dass ich pünktlich bin. Außerdem plane ich mittlerweile viel besser: Ich achte darauf, ob sich mein Zeitoptimismus einschleichen will, und versuche, ihn in meiner Planung zu berücksichtigen. Es ist nicht perfekt. Es ist auch keine Zauberei. Aber es ist ein Fortschritt. Und damit bin ich zufrieden.

Was helfen kann

Ich werde dir nicht sagen, dass du fünf Wecker stellen, Alexa deine Termine nennen oder immer eine Stunde früher aus dem Haus gehen sollst. Diese Dinge funktionieren nur vorübergehend. Und selbst das ist ein harter Kampf. Ich bitte dich um etwas Größeres: Akzeptiere, dass du Probleme mit der Zeit hast und sehr oft zu spät kommst.

»Was? *Was?!*«, fragst du. »Diese Verrückte mit den blauen Haaren sagt, es sei okay, einfach immer zu spät zu kommen?« Nein. Das sage ich nicht. Es kann Menschen verärgern und dir eine Menge Stress bereiten. Was ich sage: Beginne mit der Akzeptanz. Ich sage, dass das Konzept Zeit für dich wirklich schwierig ist und dass wir versuchen sollten, es dir ein wenig zu erleichtern.

ÜBE DICH IN RADIKALER AKZEPTANZ: Schlechte Nachrichten. Die Zeit funktioniert für dich nicht wie für andere Menschen. In deinem Kopf gibt es nur sofort oder irgendeinen unbestimmten Zeitpunkt in der Zukunft. Das sind die beiden einzigen zeitlichen Referenzen, die dir zur Verfügung stehen. Und dein unerschütterlicher Optimismus, dass sich die Zeit irgendwie wie durch Zauberhand für dich verändern wird. Zu wissen, dass dies die Art und Weise ist, wie dein Gehirn Zeit wahrnimmt, ist jedoch extrem hilfreich. Du bist eine Zeitmagierin, aber deine Zauberei wirkt nicht richtig. Also müssen wir dafür sorgen, dass du mit der Zeitrechnung in einer nicht-magischen Welt zurechtkommst.

SAGE DIE WAHRHEIT: Versuche, absolut ehrlich zu sein. Wenn du beispielsweise bereits zu spät für ein Meeting bist und die Uber-App dir mitteilt, dass du noch fünfzehn Minuten vom

Ziel entfernt bist, erschwert es dir das Leben nur, »Ich bin in acht Minuten da« zu schreiben. Ja, wenn du dieses kleine bisschen Zeit unter den Tisch fallen lässt, schämst du dich vielleicht kurzfristig weniger, aber auf lange Sicht wirst du einen dauerhaften Knoten im Bauch haben vor lauter Stress, wenn sich die Zeit wieder einmal nicht nach deinen Bedürfnissen ausrichtet. Deshalb: Teilst du jemandem mit, dass du zu spät bist, *sage die Wahrheit*. Ein ehrliches »Es tut mir furchtbar leid. Mir ist heute Morgen die Zeit davongelaufen« wirkt authentisch. Es ist weitaus weniger stressig, die Wahrheit zu sagen, als zu lügen – und man schwitzt auch viel weniger!

MACHE EINEN WITZ DARAUS: Tu nicht so, als hättest du dein Zeitmanagement im Griff. Ich weiß, es ist schwer, eigene Fehler zu akzeptieren, aber je mehr du dagegen ankämpfst, desto schwieriger wird dein Leben. Lache mit dir nahestehenden Menschen darüber, dass du immer zu spät kommst. Vertraue ihnen möglichst unverkrampft an, dass du damit Mühe hast, statt es als dunkles, schambehaftetes Geheimnis zu behandeln. Deine Schwierigkeiten offenzulegen, trägt dazu bei, das mit ihnen verbundene Gefühl der Scham loszuwerden. Es erfordert eine Menge geistiger Energie, dieses Verhalten zu verbergen. Lüftest du dein »dunkles Geheimnis« und machst ein paar Witze darüber, wird Gehirnenergie frei, die dir hilft, pünktlich zu sein. Wenn das nicht nach Zauberei klingt …

ENTWICKLE NEUE GEWOHNHEITEN: Ich habe eine Challenge für dich. In dem Wissen, dass du denkst, du könntest tatsächlich die Zeit verbiegen, möchte ich, dass du beginnst, deine Strecken im Voraus zu planen, besonders die wichtigen. Es sind keine groben Schätzungen erlaubt. Du musst dir einen Puffer für unerwartete

Verspätungen einräumen. Und du musst immer *über*schätzen, wie lang du von Punkt A nach Punkt B brauchen wirst. Wenn du diese Fähigkeiten übst, wirst du besser darin, versprochen. Es dauert und ist mühsam, aber sobald du merkst, dass du kein hoffnungsloser Fall bist, was Zeitmanagement angeht, werden dein Selbstwertgefühl und Selbstbewusstsein in diesem Bereich größer. Und – richtig geraten – Menschen, die sich sicherer fühlen in Bezug auf die Zeit, sind tendenziell pünktlicher.

»Meinst du reale fünf Minuten? Oder ADHS-fünf-Minuten?«

GESCHRIEBEN VON RICH

Ich sitze unten und starre auf die Uhr. Vor fünf Minuten hat Rox gesagt, sie sei fertig. Es sind bereits vierzig Minuten vergangen. Das HIIT-Training, für das wir uns angemeldet hatten, ist vorbei. Ich merke, wie mein Ärger wächst. Es fühlt sich an, als würde sie das absichtlich tun, um mich zu verarschen. Es gibt keine andere Erklärung. Ich gehe die Treppe hoch, stampfe aus Frust bei jeder Stufe etwas fester auf als sonst. Ich gehe in Rox' Büro.

Da sitzt sie.

Kopfhörer auf.

Und singt.

Vollkommen ahnungslos, welches Durcheinander sie verursacht.

»BABE!«, sage ich laut.

Sie schreckt hoch und dreht sich um. Ein Ausdruck von Panik macht sich auf ihrem Gesicht breit.

»Ich warte seit mehr als vierzig Minuten auf dich. Den Kurs haben wir jetzt verpasst.«

Sie wirkt ehrlich erschrocken. Entschuldigt sich übermäßig, springt auf und sucht hektisch ihre Sportsachen zusammen. Als würde es irgendwie die vergangene Zeit wiederherstellen, wenn sie sich nun in Lichtgeschwindigkeit bewegt, und wir könnten es doch noch zu unserem Training schaffen.

Als wir uns beide beruhigt haben, sprechen wir über ihre Unpünktlichkeit. Ihre Erklärung dafür, dass wir den Kurs versäumt haben?

Ich habe einfach nicht auf die Zeit geachtet.

Ich dachte wirklich, es wären nur fünf Minuten.

Das war unser erster Streit. Keiner brüllte – dafür hatten wir beide schon zu viel Therapie gemacht. Aber wir waren sauer aufeinander und fühlten uns beide unverstanden und einsam. Ich frage mich, ob uns solche Streitigkeiten ohne Rox' ADHS-Diagnose, die sie wenige Monate später bekommen sollte, auf Dauer auseinandergebracht hätten.

Pünktlich zu sein, ist mir sehr wichtig. Ob es um große Dinge geht wie Flüge zu erreichen oder rechtzeitig bei Arbeitsmeetings zu sein oder um kleine wie zu einem HIIT-Kurs im Fitnessstudio zu erscheinen – ich komme ungern zu spät. Zeit hilft mir, meinen Tag zu strukturieren, und ich mag es nicht, wenn sich Menschen ständig verspäten. Auf mich wirkt das im besten Fall unorganisiert, im schlimmsten äußerst respektlos. Und nun war ich in eine Frau verliebt, die andauernd zu spät kam. Ironischerweise ist dies eines der Dinge, auf die man sich bei Rox am meisten verlassen kann.

Als Rox ihre Diagnose bekam und wir nach vielen Stunden des Googelns und nach zahlreichen TikTok-Videos auf den Begriff der »Zeitblindheit« stießen, veränderte das einiges. Sie konnte erklären und ich verstehen, dass sie echte Probleme mit dem Konzept Zeit hat. Nicht weil sie respektlos oder gleichgültig ist – im Gegenteil, ich sehe, welchen Stress es ihr verursacht, wenn sie zu spät ist. Das würde keiner freiwillig auf sich nehmen. Es hat sich negativ auf ihr Leben ausgewirkt, genau wie auf meins. Und wieder verbündeten wir uns – diesmal gegen die Zeitblindheit –, statt weiter gegeneinander zu kämpfen.

Rox zu glauben, wenn sie sagt, sie brauche noch fünf Minuten, oder zuzulassen, dass sie eine Bahn nimmt, von der ich weiß, dass sie damit nicht pünktlich am Ziel ist, fühlt sich an, als würde ich sie ins offene Messer laufen lassen. Und genau so habe ich es vorher gehandhabt: Ich hatte kleine zeitliche Ziele gesetzte und fast erwartungsvoll zugesehen, wie sie diese wieder nicht einhielt. Das nahm ich dann als Beweis dafür, dass sie mich nicht liebte. Als ich dieses Verhalten überwand, als ich begriff, dass sie ehrlich ihr Bestes tat, es aber unglaublich schwierig fand, pünktlich zu sein, konnte ich sie auf eine Weise unterstützen, die ihr Zeitmanagement völlig verändert hat. Sie ist viel besser geworden. Wie? Indem sie akzeptiert hat, dass sie das Konzept Zeit nicht versteht, und mir erlaubt hat, ihr zu helfen.

Wenn Rox nun sagt, sie benötige »fünf Minuten« …

… frage ich: »Fünf Minuten in ADHS-Zeit? Oder sollen wir eine Stunde sagen?«

Wenn Rox sagt, sie brauche eine Stunde nach London …

… sage ich: »Einschließlich Fertigmachen und einer Sicherheitsspanne, falls sich die Züge verspäten?«

Wenn Rox sagt: »Es reicht vollkommen aus, eine Stunde vor Abflug am Flughafen zu sein« …

… sage ich: »Babe … Ich habe noch nie einen Flug verpasst. Du dagegen zwei an einem Tag. Vertrau mir in dieser Sache.«

Wir lachen viel über unsere unterschiedlichen Interpretationen von Zeit. Aber nun verlässt sie sich auf mich, wenn sie Hilfe braucht, und ich mache sie darauf aufmerksam, wenn ihr ihre Zeitblindheit in die Quere kommt. Ich habe aufgehört, Pünktlichkeit moralisch zu bewerten, als wäre ein Mensch gut, wenn er pünktlich ist, und schlecht, wenn er unpünktlich ist, und sie hat sich unheimlich bemüht. Sie hat seit Monaten keinen Zug mehr verpasst. Und diese Leistung muss man würdigen. Diesen Zeitproblemen mit Verständnis, Mitgefühl und Humor zu begegnen, hat uns nicht nur beide glücklicher gemacht, sondern es hat auch geholfen, ihre Zeitmanagementfähigkeiten zu verbessern. Wie die meisten Fähigkeiten muss man auch diese verstehen und trainieren. Schaffe eine sichere Umgebung für den Menschen mit ADHS, damit er genau das tun kann, und er wird Quantensprünge machen.

Einen ADHS-Menschen mit Zeitblindheit unterstützen

Die Person mit ADHS glaubt, das Raum-Zeit-Kontinuum magisch verändern zu können, wenn sie zu spät dran ist. Du musst sie dir wie Harry Potter vorstellen, der mit seinem Zauberstab auf eine Autoschlange zeigt und »Punktualis!« ruft – und dann feststellt, dass sein Zauber nicht wirkt. Bloß dass Harry in diesem Fall nie den Glauben daran verliert, dass der Spruch eines Tages funktionieren wird. Genauso ist es bei einer Person mit ADHS. Sie sieht Zeit nicht auf dieselbe Weise wie ein neurotypischer Mensch. Sie dazu zu zwingen, wird also nicht klappen.

Wie so viele ADHS-Symptome wird das Zuspätkommen durch Stress nur schlimmer! Da dein ADHS-Mensch sein Leben lang zu spät kam und unwirksame Zaubersprüche angewendet hat, ist er wahrscheinlich äußerst gestresst, wenn er zu einem wichtigen Termin aufbricht. Ihm den Druck zu nehmen, ist der beste Weg, ihn dabei zu unterstützen, seine zeitlichen Skills zu entwickeln. Also konzentrieren wir uns darauf.

DIE GESCHICHTE VERÄNDERN: Kommt jemand mit ADHS ständig zu spät, mache dir klar, dass es nicht an mangelnder Liebe oder fehlendem Respekt liegt, sondern daran, dass es ihm oder ihr schwerfällt. Natürlich kann es frustrierend sein, wenn jemand nicht pünktlich ist, und du kannst das ruhig und freundlich erklären, wenn die Hektik vorüber ist. Hilfe beim Aufbau von Zeitmanagementfähigkeiten ist jedoch zielführender als Schuldgefühle und Streits. Das ist ein Problem, das ihr gemeinsam lösen müsst, keins, über das ihr euch streiten solltet.

LASSE DEN ADHS-MENSCHEN NICHT INS OFFENE MESSER RENNEN: Frage nicht, wann die Person mit ADHS zu Hause sein wird, um dann rechthaberisch und verärgert dort zu sitzen, wenn sie zwei Stunden zu spät zur Tür hereinkommt. Stattdessen könntest du, wenn sie eine Zeit nennt, sagen: »Du musst es nicht bis dahin schaffen. Lass mich wissen, wenn ich dir bei der Routenplanung helfen kann.« Fällt dieser Druck weg, kann ihr das paradoxerweise helfen, pünktlicher zu sein! Geht es jedoch um einen wirklich wichtigen Termin, für den der ADHS-Mensch rechtzeitig fertig sein muss – beispielsweise ein Flug –, sage ihm frühzeitig Bescheid und unterstütze ihn bei seinen Bemühungen.

NUTZE ZEIT-CHECK-INS: Freundliche Nachfragen, um zu sehen, wie es läuft, wenn ihr pünktlich irgendwo sein müsst, kann der Person mit ADHS als Erinnerung dienen für den Fall, dass sie euer Vorhaben vergessen hat. Es ist eine gute Gelegenheit sicherzugehen, dass eure Pläne praktikabel sind, und sie zu unterstützen, falls sie nicht mehr an das Ereignis gedacht hat. Es hilft ihr auch, sich daran zu gewöhnen, sich bewusst an die Zeit zu erinnern. Entwickelt sie diese Fähigkeit, wächst ihre Unabhängigkeit und ihr Selbstvertrauen.

ÜBERNIMM DIE REALISTISCHE PERSPEKTIVE: Wenn der ADHS-Mensch sein magisches Denken im Hinblick auf die Zeit anwendet, hole ihn in die Realität zurück. Behauptet er, nur zwanzig Minuten zu Fuß zur Arztpraxis zu benötigen, von der du weißt, dass man mit dem Auto mindestens eine Viertelstunde braucht, sprich das an. Möglichst humorvoll, damit deine Erinnerung nicht herablassend oder beschämend wirkt: »Solange du nicht schneller als Usain Bolt bist, klappt das nicht. Soll ich dich fahren? Nein? Okay, wenn du zu Fuß gehen möchtest, musst du eine Stunde vor dem Termin aufbrechen.« Je häufiger du der Person mit ADHS die Realität vor Augen führst, desto besser wird ihr Gehirn verstehen, wie Zeit wirklich funktioniert.

SYMPTOM NUMMER DREI: HYPERFOKUS

AKA: »Gib mir fünf Stunden, um das mal eben zu recherchieren!«

GESCHRIEBEN VON ROX

Aufmerksamkeitsdefizit-Hyperaktivitätsstörung. Aufmerksamkeits … defizit? Oh Mann. Wer auch immer sich diesen Begriff ausgedacht hat, lag total daneben.

Ich habe kein Aufmerksamkeitsdefizit.

Ich habe eine wilde, ungezähmte Aufmerksamkeit. Sie mag es nicht, sich auf einfache, leicht zugängliche, alltägliche Dinge zu richten. Meine Aufmerksamkeit liebt Herausforderungen und Neues und blüht leider unter Stress auf.

Darf ich vorstellen? Meine Superkraft, die eigentlich keine Superkraft ist, weil ich sie nicht gezielt einsetzen kann (stell dir vor, Superman würde plötzlich fliegen, wenn er gerade versucht einzuschlafen). Meine Superkraft ist mein *Hyperfokus*.

Wegen dieses Phänomens bekam ich von meinen Eltern und Lehrer*innen den Stempel »begabtes Kind« aufgedrückt. Dabei mache ich ihnen allerdings keine Vorwürfe oder hege Groll gegen sie. In den 1980ern wusste man im Grunde noch nichts über ADHS. Während der Mittelschule beschäftigte ich mich immer wieder obsessiv mit bestimmten Themen. Beispielsweise mit Ägypten. Ich lernte Geschichtsbücher auswendig, schaffte mir unglaublich spezifische Fakten drauf, wollte in Museen gehen und erstellte PowerPoint-Präsentationen, die ich mit all meinem Wissen vollstopfte. Kein Tag verging, an dem ich nicht irgendjemandem erklärte, dass ein *Schaduff* ein altertümliches ägyptisches Bewässerungsgerät ist. Zeigte mein Gegenüber Interesse, bot ich an, ihm das funktionstüchtige Modell vorzuführen, das ich aus Ton gebaut hatte. Die Menschen in meinem Umfeld sahen meine Leidenschaft und meinen Wissensdurst und sagten: »Ein Genie!« Überraschung: Meine Leidenschaft für das alte Ägypten hatte nichts mit Begabung zu tun, sondern mit nicht diagnostizierter ADHS, und damit, dass mein Gehirn entschieden hatte, seinen Hyperfokus auf dieses spezielle Thema zu richten.

In Wirklichkeit hatte ich große Schwierigkeiten, mich im Unterricht zu konzentrieren, die Hausaufgaben zu erledigen und auf ansatzweise vernünftige Art und Weise zu arbeiten. Ich konnte mich nur richtig konzentrieren, wenn sich mein Gehirn auf ein bestimmtes Schulthema stürzte. Diese obsessiven Arbeitsphasen wurden von den Menschen um mich herum sehr gelobt und ich sog die Komplimente über meinen Fleiß und meine Intelligenz auf. Sicher, mein Zimmer war ein einziges Chaos und ich kam nie pünktlich, aber ich war ein begabtes Kind, nicht wahr? Also nahm ich an, so funktionieren begabte Kinder nun einmal.

Setzt man das fälschlich als besonders begabt eingeordnete Kind jedoch dem realen Leben aus? Folgen ein erdrückendes

Gefühl persönlichen Versagens, seinem ach-so-unglaublichen Potenzial nicht gerecht zu werden, sowie eine Kaskade psychischer Probleme, ausgelöst von einem Selbstwert im Sinkflug. Sehe ich im Rückblick mein elfjähriges Ich stolz zu den extra Mathestunden marschieren, möchte ich schreien: »STOPP! Kann bitte jemand diesem Kind zeigen, wie es sein Nervensystem reguliert, wie es sein Bett macht und für sich selbst sorgt?! Und wo ihr schon dabei seid, sagt ihr, dass sie nicht begabt sein muss, um geliebt zu werden. Dass sie genügt, so wie sie ist.«

Nachdem ich erwachsen geworden war, ausgestattet nur mit der Überzeugung, dass ich begabt war und somit für Großes geschaffen, machte ich mich daran, Arbeit zu finden. Meine erste Beschäftigung nach der Universität? Die Ausbildung zur Buchhalterin. »Ein Paradies für ein begabtes Kind«, dachte ich. »Los geht's!« Drei Monate nach Beginn des Kurses fühlte ich mich jedoch heillos überfordert von dem Arbeitspensum, nicht fähig, wie die anderen es scheinbar konnten, mit alldem zurechtzukommen, und stellte meine gesamte Identität infrage. *Das Lernen sollte mir leichtfallen. Also kann ich nicht das Problem sein. Ich bin ein Genie. Dieser Kurs ist wohl nicht der richtige.* Am Ende gab ich auf.

Auf zu Job Nummer zwei: Aktienhändlerin in der City. Temporeich, gut bezahlt, umgeben von unglaublich cleveren Menschen. Endlich eine Umgebung, in der ich mich zu Hause fühlte. Ich schloss die Prüfungen mit Bestnoten ab, die einzige Nachwuchstraderin aus meiner Gruppe, die beim ersten Mal bestand. Das lag jedoch nicht daran, dass ich alles verstanden hätte – vielmehr hatte ich alle Lehrbücher in der Nacht vor den Prüfungen auswendig gelernt. Ich wurde rasch befördert und war bald für telefonische Transaktionen in Höhe von mehreren Millionen Pfund zuständig. Das Impostor-Syndrom und Ängste schlugen zu. Häufig vergaß ich, was man mir gesagt hatte, schrieb etwas falsch auf oder verpasste einen Trade, wenn mein Gehirn nicht schnell genug arbeitete. Die vertraute Scham meldete sich wieder: *Ich sollte doch eigentlich ein Genie sein. Warum fällt mir das hier so schwer?*

Ich kann dir sagen, warum. Mein Hyperfokus, meine Fähigkeit, Lehrer*innen mit meinem Wissen über das alte Ägypten zu beeindrucken und Prüfungen beim ersten Versuch zu bestehen, überzeugten alle einschließlich mich selbst davon, dass ich dafür geschaffen war, in der *neurotypischen Welt* erfolgreich zu sein. Neurotypischer Erfolg sieht folgendermaßen aus: ein gut bezahlter Job in einem Unternehmen, Stabilität, Beförderungen, Benefits und eine lange, steile Karriere. In Wahrheit war ich das absolute Gegenteil von einem Menschen, der in einer solchen Umgebung gedeihen konnte. Aber meine Identität, mein Selbstwert und in gewisser Weise mein Schicksal waren derart an äußeren Erfolg geknüpft, dass ich keine andere Wahl hatte, als weiter die Exzellenz anzustreben, die mir immer wieder entglitt. Ich musste einen Weg finden, in dieser Welt herausragend zu sein, denn sonst … wer war ich sonst? Begabt zu sein, war das Einzige, was ich an mir mochte, und das Einzige, was meine Umgebung an mir mochte. Ohne das? War ich nichts. Als Erwachsene verbrachte ich viele Therapiestunden damit, diese Idee auseinanderzunehmen …

Mittlerweile ist es anders. Wenn ich mir *Bohemian Rhapsody* anschaue und einen Hyperfokus auf Freddie Mercury entwickle, jedes Buch über ihn lese und alle Fakten lerne, bezeichnet mich niemand mehr als Genie und schickt mich auf die Überholspur zu einem Doktor in Queen-Studien. Ich darf mich einfach stundenlang mit diesem neuen Thema beschäftigen, bis es mich nicht mehr glücklich macht, und die nächste Dopamininduzierte Obsession abwarten. So sollte es sein. Hyperfokus oder Hyperfokussierung ist die Fähigkeit, sich extrem intensiv für eine nicht vorhersehbare Zeitspanne auf ein bestimmtes Thema zu konzentrieren. Es entsteht genauso willkürlich, wie es wieder aufhört, und ist definitiv nicht geeignet, um darauf die eigene Identität oder Lebensentscheidungen zu gründen.

Seit meiner Diagnose und während ich lerne, das Symptom zu verstehen, bin ich jedoch auf einige nützliche Anwendungsmöglichkeiten gestoßen! Beispielsweise *muss* ich jedes Mal, wenn Rich und ich verreisen, stundenlang über unser Ziel lesen, eingehend recherchieren und jede Hoteloption im Kopf haben. Ich kann das problemlos fünf Stunden am Handy durchziehen – mit dem Antrieb, die *absolut beste* Unterkunft zu finden. Man könnte wohl sagen, das ist die Geschichte eines ehemaligen begabten Kindes, das versucht, Ferien für Erwachsene zu buchen. Ich *muss* die beste Wahl treffen, ich *werde* eine 1 in Ferienplanung bekommen! Dadurch hatten wir schon unglaublich schöne Erlebnisse.

Rich und ich haben meinen Hyperfokus als Teil unseres Lebens akzeptiert. Er beginnt oft, nachdem ich einen Film angeschaut, ein neues Bastelhobby auf Pinterest entdeckt oder etwas in den Nachrichten gehört habe, über das ich mehr erfahren muss. Rich merkt, wenn ich dabei bin, in den Recherchemodus zu geraten und gibt mir dafür Raum. Er versorgt mich außerdem, wenn nötig, mit etwas zu essen und zu trinken, denn genau wie bei meinen »Urlaubsrecherchen« werde ich so sehr von meiner Tätigkeit absorbiert, dass ich diese Dinge vergesse! Wir beide wissen, dass ich irgendwann erschöpft bin und mit neuem Wissen, einer Anschaffung oder vielleicht einem neuen Hobby aus den Tiefen des Hyperfokus wieder auftauche. Könnte ich die Hyperfokussierung bewusst einsetzen, wäre ich unaufhaltsam, aber zum Glück für die *wahren* Kindergenies wird das nie geschehen.

Was helfen kann

Kennst du dieses Gefühl: Wenn du den Hyperfokus einfach steuern könntest, wärst du nicht zu bremsen? Ich könnte mir vorstellen, dass es vielen Menschen mit ADHS so geht. Wir lesen Bücher über Konzentration und Disziplin und tun unser Bestes, um uns zu verändern. Und was geschieht? Wir scheitern kläglich. Wir empfinden noch mehr Scham. Und unsere Situation ist schlimmer als zuvor. Nein danke.

Du kannst die Hyperfokusphasen nicht kontrollieren. Du kannst sie nur akzeptieren, mit ihnen arbeiten und ihnen erlauben, *einfach da zu sein*. Du musst diesen Teil von dir nicht halb zu Tode prügeln in dem Versuch, ihn vor deinen Karren zu spannen, damit er dich in einer neurotypischen Welt erfolgreich macht. Lass den Hyperfokus einfach etwas sein, was du tust, statt etwas, das gezähmt werden muss, damit du dich liebenswert fühlen kannst.

WENN DU EIN BEGABTES KIND BIST ODER WARST: Hat man dich in die Schublade »begabtes Kind« gesteckt? Empfindest du einen ungeheuren Druck, das Potenzial zu erfüllen, das deinem Umfeld zufolge in dir schlummert? Es ist an der Zeit, dich neu zu definieren. Möglicherweise warst du kein begabtes Kind, sondern ein Kind mit ADHS. ADHS kann wie eine Begabung aussehen. Es kann auch wie eine Behinderung daherkommen. Wichtig ist, beide Seiten zu sehen. Du musst nicht herausragend, superintelligent oder extrem kreativ sein, um Liebe und Respekt zu verdienen.

SPRACHE IST WICHTIG: Du bist nicht verrückt, faul oder besessen, wenn du etwas begierig recherchierst. Du hyperfokussierst. Die korrekte Sprache zu verwenden, nimmt dem Erleben die Scham und teilt den anderen mit, was los ist. Wenn du über dich sagen kannst: »Ich bin im Hyperfokus-Modus«, ermöglichst du dir, diese Stunden zu genießen. Gönne dir Getränke und Snacks und erlaube dir, einfach du selbst zu sein.

VORSICHT VOR BURNOUTS: Stundenlange Recherche zu einem Thema oder Lernen für eine Prüfung können zum Burnout führen. Mag sein, dass du am glücklichsten und konzentriertesten bist, wenn du jede einzelne IMDB-Kritik liest, um herauszufinden, welchen Film du dir abends anschauen möchtest, aber nach einer Weile hat dein Gehirn genug. Längere Phasen der Hyperfokussierung können dazu führen, dass wahnsinnige Begeisterung plötzlich in Benommenheit und Verzweiflung umschlägt. Mit dir ist alles in Ordnung, es ist bloß einfach anstrengend, sich so stark auf eine Sache zu konzentrieren. Mache eine Pause, kuschle mit jemandem, sei nachsichtig mit dir. Du kannst jederzeit aufhören und am nächsten Tag weitermachen.

REITE DIE WELLE: Hyperfokus kann dazu führen, dass du ein neues Unternehmen startest, in ein neues Land ziehst oder aus einer Laune heraus beschließt, dass deine Karriere eine neue Richtung einschlagen soll. Mein Rat? Recherchiere, träume, aber *handle noch nicht*. Entscheidungen mitten in einer Phase der Hyperfokussierung zu treffen, kann destruktiv sein; sie sind dann wahrscheinlich nicht gut durchdacht und potentiell teuer. Erlaube deinem Gehirn zu wandern, wohin auch immer es möchte, aber pass auf. Lasse nicht zu, dass es auf den Selbstzerstörungsknopf drückt. Bleibt eine Idee eine Zeitlang hartnäckig bestehen und gibt es vernünftige Gründe, sie zu verfolgen, dann kannst du in einem ruhigeren Zustand große Entscheidungen basierend auf dieser Idee treffen. Für mich ist es meistens völlig in Ordnung, es dabei zu belassen, wenn ich die aktuelle Hyperfokuswelle zu Ende geritten habe.

Eine wichtige Anmerkung: *Gelegentlich* kann es unglaublich gewinnbringend sein, einer Idee nachzugehen, die dir in einer Hyperfokus-Phase gekommen ist. Es wäre nicht richtig, zu verschweigen, dass mein Hyperfokus darauf, TikTok-Content über ADHS zu kreieren, der Grund dafür ist, dass du dieses Buch in den Händen hältst. Doch in der Regel gilt: Reite einfach die Welle und warte ab mit großen Entscheidungen, bis du Zeit hattest, herunterzukommen und eventuell mit einer wohlwollenden Person darüber zu sprechen.

»Sieht aus, als würdest du in den Hyperfokus-Modus gehen … Ich hole dir etwas zu trinken.«

GESCHRIEBEN VON RICH

Ich brauche zehn Minuten, um ein Hotel zu buchen. Das sind die Schritte:

1. Ich gehe auf booking.com.
2. Ich gebe ein, wann und wohin wir reisen.
3. Ich klicke auf das erste Hotel mit einem vernünftigen Preis und ein paar guten Bewertungen.
4. Ich buche.

Einfach. Effizient. Nicht wahr?

Wenn meine Frau ein Hotel bucht? Dann ist das ein komplexes Forschungsprojekt mit vielen offenen Browsertabs, eingehender Begutachtung und Analyse sowie Fotovergleichen. Was *nicht* Teil des Prozesses zu sein scheint, ist die Berücksichtigung unseres Budgets. Lass mich dir eine Geschichte erzählen:

Ich werfe einen Blick auf Rox' Handy und sehe, dass sie sich ein Hotel anschaut, in dem eine Übernachtung tausend Pfund kostet. Ehrlich gesagt macht mich das wahnsinnig. Ich möchte einfach nur schnell eine Unterkunft buchen und wir haben dafür ganz bestimmt keine Millionen zur Verfügung!

»Kannst du dir wenigstens nur die realistischen Optionen ansehen? Das ist doch echte Zeitverschwendung«, sage ich.

Möchtest du, dass ein Gespräch *nicht* gut verläuft, fange es am besten so an. In diesem Fall verließ Rox am Ende das Zimmer, sichtbar verstimmt. Später beim Abendessen erklärte sie mir etwas, das verändert hat, wie wir mit ihrem Hyperfokus umgehen.

»Ich werde nie darum bitten, dass wir ein Tausend-Pfund-pro-Nacht-Zimmer buchen. Es macht mich bloß sehr glücklich, sämtliche Details aller verfügbaren Optionen zu kennen. Ich habe Spaß daran, und wenn ich das nicht tun darf, werde ich traurig, nervös und fühle mich, als hätte ich etwas verpasst.«

Erst da fing ich an, dieses Verhalten zu begreifen: Sie wollte nicht leichtfertig Geld ausgeben oder Zeit verschwenden. Nein, für sie war das ein Forschungsprojekt. Das sie richtig gut machen wollte. Die Extreme der Optionen zu kennen, erlaubte ihr, den Wert der realistischeren einzuschätzen, und das Ziel war letztendlich, für uns etwas ganz Besonderes zum bestmöglichen Preis zu finden.

Wann immer Rox nun hyperfokussiert, ob es um die Hotelsuche geht oder um Freddie Mercury, nachdem wir die Filmbiografie *Bohemian Rhapsody* gesehen haben, oder sie sich ganz in ihren derzeitigen Lieblings-Psychologiepodcast vertieft – heute wissen wir beide, was da geschieht. Ab und zu sehe ich nach ihr, damit sie sich nicht übernimmt. Dann biete ich ihr an, etwas zu trinken und zu essen zu besorgen, während sie in ihre aktuelle Obsession abgetaucht ist.

Was einem Menschen mit ADHS im Hyperfokus hilft

Es wird Teil deines Lebens sein zuzusehen, wie der Mensch mit ADHS, mit dem du zu tun hast, in den Hyperfokus-Modus gerät. Ihn davon abzuhalten, einzuschränken oder, noch schlimmer, diesen Zustand *produktiv nutzen* zu wollen, macht es in der Regel beiden von euch schwer. Mit großer Wahrscheinlichkeit hat die betroffene Person ihr Leben lang damit gekämpft, die Kontrolle über diese Superkraft zu gewinnen, und geglaubt, wenn es ihr gelänge, würde sie ein glücklicheres, erfolgreicheres Leben führen. Wir sollten da nicht noch eine Schippe drauflegen.

Manche Menschen gehen gern spazieren oder sehen sich einen Film an; genauso kann jemand mit ADHS große Freude daran haben, verschiedene Themen zu recherchieren. Ihm oder ihr zu ermöglichen, genau das zu tun, ohne Vorwürfe oder Druck, kann der Person helfen, dies als Teil der eigenen Identität zu betrachten statt als etwas, das unter Kontrolle gebracht werden muss.

KOMMUNIZIERE: Finde heraus, worauf sich die Person mit ADHS gern fokussiert und schaffe dafür Raum. Das kann sich anhören wie: »Hättest du gern ein paar Stunden Zeit, um zu recherchieren, wo wir heute Abend essen gehen könnten?« Und dann lasse sie einfach in Ruhe. Erlaube ihrem wunderbaren Gehirn, Möglichkeiten zu erforschen – und mit etwas Glück landet ihr in einem hervorragenden Lokal! Besteht eine zeitliche Frist, kommuniziere diese klar und deutlich.

GETEILTE FREUDE: Genervt zu sein, wenn dein ADHS-Mensch dir begeistert ein Hotel mit einer Swim-up-Bar und einer Masseuse, die aufs Zimmer kommt, zeigt, verletzt euch letztendlich beide. Lasse dich stattdessen von der Begeisterung anstecken, dass er etwas Unglaubliches, Faszinierendes oder Abgefahrenes gefunden hat, und würdige das. Mit ihm in seiner wunderbaren Welt zu verweilen ist ein sehr schöner Weg zu zeigen, dass die Art und Weise, wie dieser Mensch tickt, einfach großartig ist.

GRENZEN: Ob es sich um das Budget für ein Hotel handelt oder die Zeit, zu der ihr für einen Kinobesuch aufbrechen müsst – klare Grenzen helfen der Person mit ADHS, innerhalb gewisser Rahmenbedingungen zu arbeiten. Denkt sie, alles sei möglich, und verliebt sich in ein bestimmtes Hotel oder einen Film, kann die Enttäuschung bitter sein, falls das nicht der Fall ist. Klare Grenzen können beispielsweise so klingen: »Ich lasse dich darauf fokussieren, welchen Film wir uns heute Abend ansehen. Kleine Erinnerung: Wir müssen um halb sieben los, so viel Zeit hast du also.«

FREUNDLICHE UNTERBRECHUNGEN: Wenn du merkst, dass sich in die vor Begeisterung weit aufgerissenen Augen der Person mit ADHS Überforderung und Überwältigung schleichen, schlage ihr vor, eine Pause einzulegen. Umarme sie oder schlage ihr vor, ein Bad zu nehmen oder einen Tee zu trinken. Menschen mit ADHS kann es schwerfallen, ein Forschungsprojekt liegenzulassen, wenn sie nicht den Eindruck haben, es sei abgeschlossen, und das kann zum Burnout führen. Freundliche Pausenerinnerungen können also sehr hilfreich sein.

SYMPTOM NUMMER VIER: NICHT GANZ SAUBER

AKA: »Babe, stinke ich?«

GESCHRIEBEN VON ROX

Stell dir einen »Woher du weißt, dass er der Richtige ist«-Artikel in einem Hochglanzmagazin für Frauen vor. Er bringt dir Blumen mit, schickt dir Guten-Morgen-Nachrichten, versteht sich mit deiner Familie. Stimmt's? Kann sein, vielleicht ist das bei neurotypischen Menschen so. Würde ich einen solchen Artikel schreiben, würde das etwas anders klingen:

Woher du weißt, dass er der Richtige ist: Er schnuppert unter den Achseln deiner Bodys, um festzustellen, ob sie wegen deines absolut tierischen Körpergeruchs vor dem Waschen extra behandelt werden müssen.

Dann ist es wahre Liebe.

Seit ich mit achtzehn von zu Hause ausgezogen bin bis in meine frühen Dreißiger, hatte ich Mühe mit der Körperhygiene. Nie habe ich für längere Zeit regelmäßig zweimal täglich meine Zähne geputzt, und selbst wenn ich motiviert war, das zu tun, war die Zahncreme leer, und ich hatte keine Ersatztube da, was meine sehr erwachsenen, funktionalen Pläne zunichtemachte.

Ich kann mir vorstellen, dass diejenigen unter euch, die ADHS haben, das lesen, nicken und denken: »Krass, das bin ja ich!« Was die Neurotypischen angeht, nehme ich an, dass ihr das alles ziemlich abstoßend findet. Es ist so schwer zu erklären, warum eine einfache, elementare Tätigkeit wie die tägliche Dusche mir solche Schwierigkeiten bereitet. Ich wünschte wirklich, das wäre nicht so. Ich habe mich ständig schmutzig gefühlt und dafür geschämt, mir mit Trockenshampoo und Febreze beholfen, um in der neurotypisch geprägten Gesellschaft durch den Alltag zu kommen.

Ich möchte euch in diesem Zusammenhang von einer ziemlich grauenhaften Erinnerung erzählen. Mit 23 hatte ich einen Job bei einer noblen Investmentbank in der Londoner City. Wie man sich denken kann, herrschte dort ein strenger Dresscode. An den meisten Tagen schnappte ich mir einen Rock und ein Oberteil von dem Kleiderstapel auf meinem Fußboden (liebevoll Boderobe genannt), sprühte die Kleidungsstücke und mich mit Febreze ein und ging zur Arbeit.

Eines Tages sagte der Typ, der neben mir saß, mit einem ziemlich angewiderten Gesichtsausdruck: »Was stinkt denn hier so?«

Ich kann kaum beschreiben, wie sehr ich mich geschämt habe, als mir klar wurde, dass ich die Ursache dafür war. Die Boderobe-Febreze-Kombination hatte versagt. Offensichtlich hatten sich die Bakterien so stark vermehrt, dass mein Versuch, sie zu überdecken, gescheitert war. Ich ging auf die Toilette, wusch mir die Achselhöhlen und meine Kleidung mit etwas Seife. Mein Gesicht war glutrot, als ich an den Schreibtisch zurückkehrte und sehnlich darauf wartete, dass es fünf Uhr wurde, damit ich verschwinden konnte.

Viele Jahre meines Lebens habe ich vielleicht alle zehn Tage einmal geduscht und zwar, wenn mein Kopf anfing zu jucken oder ich mit einer Person verabredet war, die ich mochte. Ich schaffte es einfach nicht, dauerhaft Körperhygiene zu betreiben. Mir die Haare zu bürsten, die Zähne zu putzen und jeden Tag zu duschen, das alles überforderte mich vollkommen. Meine Haare waren regelmäßig verfilzt, und ich habe zahlreiche Zahnfüllungen in Löchern, die in diesen Jahren entstanden sind.

Ein Jahrzehnt später, in meinen Dreißigern, fällt mir das alles trotz ADHS-Diagnose, einem Leben ohne Alkoholkonsum und großartiger Therapie immer noch ziemlich schwer. Heute denke ich: »Zwei von drei ist nicht schlecht.« Ich gehe nie geduscht, mit geputzten Zähnen und einem sauberen Pyjama ins Bett, aber an den meisten Tagen schaffe ich zwei dieser drei Dinge und das reicht mir. Außerdem habe ich einen wunderbaren Partner, der, bevor ich das Haus verlasse, den Körpergeruch-Check macht, um mir zu helfen, peinliche Momente zu vermeiden.

Was helfen kann

Menschen ohne ADHS laufen oft *jeden Tag* geduscht, mit sauberen Zähnen und sauberer Kleidung herum. Ernsthaft, wie finden diese Leute die Zeit dafür?! Für uns ist das nahezu unmöglich – es sei denn, Sauberkeitsstandards zu erfüllen, wird ein Vollzeitjob, und dafür haben wir, seien wir ehrlich, viel zu viele kreative Projekte, an denen wir arbeiten müssen. Was tun wir also? Wir verwenden Trockenshampoo, tragen drei Wochen am Stück denselben BH und finden uns selbst absolut ekelhaft.

Es ist an der Zeit, die Regeln zu verändern. Es ist an der Zeit aufzuhören, perfekt sein zu wollen. An gesellschaftlichen Standards, bei denen Neurodiversität nie berücksichtigt wurde, können wir nur scheitern. Also … hier ist eine körpergeruchfreundliche Affirmation, in der du dich bitte suhlen sollst: »ICH MUSS NICHT SAUBER SEIN, UM GELIEBT ZU WERDEN.« Ja, nach einem Bad fühlen wir uns toll. Nein, wir wollen bei der Arbeit nicht riechen. Ja, wir verstehen, dass es gut ist, sauber zu sein. Aber es ist nicht unser Daseinszweck, und es ist kein moralisches Versagen, wenn uns das nicht gelingt. Das Einzige, was wir täglich abwaschen müssen, ist die Kruste an Schamgefühlen, die wir bereits unser Leben lang mit uns herumtragen.

DIE SCHAM VERRINGERN: Du bist weder ekelerregend noch wertlos, wenn dir regelmäßige Körperhygiene schwerfällt. Personen mit ADHS haben damit häufig Mühe und das ist in Ordnung. Konzentrieren wir uns also darauf, dass du die richtige Unterstützung bekommst, um ein bisschen besser darin zu werden. Glaubst du, dass mit dir etwas nicht stimmt, oder hältst du dich für ekelhaft, wird es dir umso schwerer fallen, dich um dich selbst zu kümmern. Selbstfürsorge beginnt damit, dass du freundliche Worte für dich selbst benutzt. Kein Selbstmobbing mehr wegen dieser Sache, bitte.

NOCHMAL-TRAGEN-FACH: Wenn du all deine Kleidung auf dem Boden liegen lässt, riecht sie irgendwann und verursacht außerdem Unordnung. Es mag sich wie ein Energiegewinn anfühlen, die Sachen einfach dort liegenzulassen, wo sie hinfallen, aber auf lange Sicht machst du dir damit das Leben schwerer. Wir haben in unserem Schlafzimmer ein Nochmal-tragen-Fach: einen Ort für die Kleidung, die noch nicht in die Wäsche muss. Dadurch liegt sie nicht auf dem Boden herum, bleibt sauberer und das Schlafzimmer ist ordentlicher. Ein echter Gamechanger.

KLEINE SCHRITTE STATT PERFEKTION: Du wirst nicht über Nacht zum Self-Care-Guru. Wahrscheinlich wirst du weiterhin ein wenig mit dem Thema Körperhygiene kämpfen. Und das ist okay. Wir wollen Fortschritte machen, müssen aber nicht perfekt sein. Könntest du dir zum Beispiel vornehmen, dir einmal täglich die Zähne zu putzen? Wie wäre es, alle drei Tage zu duschen statt einmal in der Woche? Beginne mit kleinen, machbaren Veränderungen. Das begünstigt Erfolge.

EHRLICHKEIT: Der Welt Tag für Tag weismachen zu wollen, dass du ein geduschtes, funktionierendes Mitglied der Gesellschaft bist, mit sauberen Zähnen noch dazu, ist anstrengend. Du musst nicht lügen, was dieses Thema angeht – zumindest nicht gegenüber Menschen, die dich lieben und mit denen du dich sicher fühlst. Lass diese Menschen wissen, womit du Schwierigkeiten hast. Von deinen Herausforderungen zu erzählen, kann wirklich helfen, die Schamgefühle zu verringern. Du kannst humorvoll von deinen etwas schrägen Angewohnheiten berichten und den Menschen erlauben, dich so zu lieben, wie du bist.

»Babe … Ich liebe dich mehr als alles auf der Welt. Aber du musst WIRKLICH mal duschen.«

GESCHRIEBEN VON RICH

Als Kind wurde mir eingebläut, ausnahmslos jeden Morgen zu duschen und mir die Zähne zu putzen. Es ist eine Gewohnheit, die ich schon immer habe, und sie hat mir nie Probleme bereitet. Ich dachte, jeder wäre so – bis ich Rox kennenlernte.

Als sie mir zum ersten Mal von ihren Schwierigkeiten mit der Körperhygiene erzählte, hörte ich die Scham in ihrer Stimme. Fast als hätte sie erwartet, ich würde sie verlassen oder ihr zumindest deutlich die Meinung geigen. Dabei tat sie mir bloß unglaublich leid und ich wollte sie nur in den Arm nehmen.

Vor Rox' Diagnose waren die einzigen Wörter, die ihr zur Verfügung standen, um diesen Kampf mit der Körperhygiene zu beschreiben, solche wie *faul, ekelhaft* und *abstoßend*. Es war deutlich, dass sie viele Jahre versucht hatte, vor allen zu verbergen, wie sie lebte, weil sie diesen Teil von sich für nicht liebenswert hielt.

Schon vor ihrer Diagnose hatte ich für diesen Kampf viel Mitgefühl. Als wir uns besser kennenlernten und sicherer miteinander fühlten, fingen wir sogar an, Witze darüber zu reißen, wann sie das letzte Mal geduscht hatte oder wann sie ihren Lieblings-Misfits-Pullover wechseln würde.

Und die Diagnose? Hat für sie alles auf den Kopf gestellt. Auf einmal war sie nicht mehr dieser mangelhafte Mensch, der nicht in der Lage war, sich sauber zu halten, und daher nicht liebenswert. Stattdessen war sie eine Person mit ADHS, der die einfachsten Tätigkeiten Mühe bereiten – von denen eine die Körperpflege ist.

Etwas Magisches geschieht, wenn jemand plötzlich eine Erklärung für seine Schwierigkeiten hat, und eine Sprache, um sie zu beschreiben. Die Schwere der Scham und die Last, die eigenen Probleme vor der Welt zu verstecken, verschwindet. Statt zu versuchen, der sauberste Mensch der Welt zu werden und sich selbst zu beschimpfen, wenn ihr das nicht gelingt, akzeptiert Rox nun, dass es ihr schwerfällt, in diesem Bereich neurotypische Standards zu erfüllen. Das Ziel ist, gut genug zu sein auf eine Art und Weise, die für sie funktioniert.

Rox trägt gern Nylonbodys. Die passen sehr gut zu ihrem alternativen Look, sind wegen der Synthetikfasern aber ziemlich schwierig, was Achselgeruch angeht. Ich bin meistens zuständig für die Wäsche bei uns zu Hause, und mir ist aufgefallen, dass diese Bodys selbst nach einer 40-Grad-Wäsche noch riechen. Also habe ich mir eine Körpergeruchstrategie überlegt. Ich überprüfe (das heißt, ich beschnuppere) die Achseln ihrer Bodys, und wenn sie besonders scharf riechen, weiche ich sie mit Waschmittel ein, bevor ich sie in die Waschmaschine stecke.

Eines Tages stand Rox in der Küchentür, die Hand auf den Mund gelegt und Tränen in den Augen.

»Babe«, sagte sie. »Ich fühl' mich gleichermaßen furchtbar, dass du das tun musst, und wie der glücklichste Mensch der Welt, jemanden wie dich in meinem Leben zu haben.«

Sie sah mich ihre Kleidung waschen, und ihr wurde klar, dass ich alles über sie wusste und sie trotzdem über alles liebte. Das schien unglaublich heilsam zu sein. Es ist wunderschön, einige der peinlichsten Schwierigkeiten mit den Menschen zu teilen, die wir lieben, und zuzulassen, dass sie uns helfen. Für mich war es so eine einfache Aufgabe und es machte mir wirklich nichts aus. Für sie bedeutete es, dass sie doch liebenswert ist, sehr sogar.

Seitdem haben wir eine Menge erreicht. Rox ist glücklich und frei und Körperpflege fällt ihr um einiges leichter. Sie tut es nach wie vor auf ihre Art, und ich nehme an, viele Menschen würden das nicht verstehen, aber das ist uns egal. Wir lachen so viel über diese Sache. Wir haben mittlerweile sogar einige hygienebezogene Sätze, die wir immer wieder benutzen:

Babe, war da nicht ein Hauch von Körpergeruch? Ich denke, es ist Zeit für eine Dusche.

Babe, du trägst diesen Pullover nun schon seit sieben Tagen. Kann ich ihn bitte waschen?

Babe, ist der Wetlook Absicht? Falls nicht, könntest du dir vielleicht die Haare waschen?

Diese Art der Kommunikation ist frei von Scham. Wir finden es extrem witzig. Und es funktioniert für uns.

Einen Menschen mit ADHS bei der Körperhygiene unterstützen

ADHS-Betroffene versagen nicht in Bezug auf Sauberkeitsstandards – sie haben bloß *andere*. Eines der schlimmsten Dinge, die wir tun können, ist, sie zu einer Routine zu nötigen, die sie vollkommen auslaugt, bloß damit sie uns akzeptabler erscheinen. Es ist gut möglich, dass sie ihr Leben lang an Körperpflegeroutinen gescheitert sind. Deshalb tun wir, auch wenn es dem ersten Impuls widerspricht, nun genau das Gegenteil. Keine erzwungenen Routinen, bloß Akzeptanz und freundliche Erinnerungen.

Glaube mir, wenn ich sage, dass sich die Person mit ADHS wahrscheinlich sehr gern sauber fühlt. Aber sie kann nicht jeden Tag die dafür nötige Energie aufbringen und den Organisationsaufwand betreiben, besonders wenn in ihrem Leben gerade andere Dinge los sind. Unser Ziel ist also ganz einfach, ihre Hygienegewohnheiten voll und ganz zu lieben und anzunehmen, offen mit ihr zu kommunizieren und kleine Dinge einzuführen, die ihr die Last von den Schultern nehmen.

VERURTEILE NICHT: Bitte nicht schockiert reagieren oder den Betroffenen Vorwürfe machen. Das tut die Person wahrscheinlich selbst schon genug. Fragt nach ihren Erfahrungen und ihrer bisherigen Geschichte rund um das Thema Körperhygiene. Mit großer Sicherheit wird sich zeigen, dass sich dein Gegenüber verzweifelt wünscht, es wäre besser in diesen Dingen, aber nicht weiß, wo es anfangen soll. Dieser Bereich ist sehr schambehaftet, sei daher unbedingt wohlwollend und mitfühlend.

EXPERIMENTIERT MIT PARALLEL-GEWOHNHEITEN: Frage die ADHS-Person, mit der du dein Leben teilst, jedes Mal, wenn du duschst oder dir die Zähne putzt, ob sie mitmachen möchte. Häufig fällt es Betroffenen leichter, wenn jemand neben ihnen steht. Auch hier: Keine Verurteilung und kein Druck. Sage einfach nur Bescheid, was du vorhast, und lade sie ein, sich anzuschließen. Wie alles andere auch ist Körperhygiene eine Fähigkeit, die wir erlernen. Mit der Zeit, mit Unterstützung und Anleitung wird dein ADHS-Mensch seine eigenen Gewohnheiten entwickeln, und zwar auf der Basis von Selbstbewusstsein statt Scham.

NUTZE HUMOR: Anfangs kann Hygiene ein sehr sensibles Thema sein, sei also rücksichtsvoll und freundlich. Mit leichtherzigem Humor lassen sich die Scham und der Ernst der Situation auflösen. Das kann sich zum Beispiel so anhören: »Ich könnte mir vorstellen, dass du tatsächlich den Weltrekord für die längste Zeit ohne Dusche geknackt hast!« Natürlich heiter und ohne Vorwurf gesagt. Diesem Thema mit Humor zu begegnen, kann euch helfen, offen und ehrlich darüber zu sprechen.

PROBIERE ES MIT NEUEM: Wir wissen, dass Menschen mit ADHS neue Dinge lieben. Alles, was neu und funkelnd ist, finden sie interessant! Du kannst eine ADHS-Person unterstützen, indem du Produkte kaufst, die ihr Spaß machen. Du könntest ein Lavendelölbad mit der Lieblingsduftkerze vorschlagen. Oder du besorgst eine neue coole elektrische Zahnbürste. Versuche, etwas Begeisterung und Freude in diesen Bereich zu bringen, als Gegensatz zu den lähmenden Schamgefühlen, die diese Person vermutlich seit Jahren empfindet. Sie wird es lieben, wie es sich anfühlt, wenn man seinen Körper pflegt, und das macht es ihr leichter, sich diese Routinen anzugewöhnen.

SYMPTOM NUMMER FÜNF: ORDNUNG HALTEN? SCHWIERIG

AKA: »Können wir bitte einfach eine Putzkraft einstellen?«

GESCHRIEBEN VON ROX

Stell dir folgende Szene vor:

Ich bin neunzehn Jahre alt.

Ich studiere und lebe zum ersten Mal allein.

Gemeinsam mit fünf Freund*innen habe ich ein Haus in Leamington Spa gemietet.

Mein Zimmer ist das schönste: Es gibt darin ein tolles Doppelbett, im Gegensatz zu den fünf anderen, die bloß Einzelbetten haben.

Ich habe die Aussicht über die Hauptstraße.

Einen französischen Balkon.

Und eine Fliegenplage …

Während meine Freund*innen einen ersten Eindruck des Erwachsenenlebens bekamen – durch Miet- und Energiezahlungen und die Verantwortung für die eigene Wäsche (eine bittersüße Angelegenheit) –, entglitt mir alles.

Warum gelang es mir nicht wie sie, meine Sachen sauber zu halten?

Warum war mein Zimmer so ekelhaft? Warum war meine gesamte Kleidung schmutzig?

Darauf gab es nur eine Antwort: *Weil ich zu nichts tauge. Zu nichts zu gebrauchen bin. Faul und widerlich.*

Dieses Selbstbild macht es schwierig, irgendeinen Wert im eigenen Leben oder in sich selbst zu sehen. Kommen wir zu dem anderen Übergangsritus, der häufig mit dem Studentenleben einhergeht. Nicht der, bei dem man all die langweiligen Dinge lernt, um in unserer Welt zu funktionieren, sondern bei dem tagsüber Alkohol zu trinken in Ordnung ist und man stetig auf einen Abschluss in Alkoholismus hinarbeitet. Den ich übrigens mit Bravour meisterte: Jahre später besuchte ich deshalb mein erstes Treffen der Anonymen Alkoholiker.

An der Uni kann man jeden Tag trinken und es interessiert keinen. Für mich war es das perfekte Entkommen. So lange ich betrunken war, musste ich mich nicht mit der Verwahrlosung auseinandersetzen, die ich selbst geschaffen hatte. Außerdem hatte ich, wenn ich ständig einen im Kahn hatte, eine Ausrede für mein Chaos. Es war leichter, ein Suffkopf zu sein, der sich nicht fürs Putzen interessierte, als das Mädchen, das gern ein sauberes Zuhause gehabt hätte und bloß keine Ahnung hatte, wie man das anstellte.

Zwischen ADHS und Abhängigkeit gibt es viele Verbindungen. Ich kann nur von meinen persönlichen Erfahrungen berichten, aber im Rückblick ergibt es Sinn, dass ich in diese Spirale geriet. Alkohol gab mir meinen täglichen Dopamin-Schuss, es nahm meinen Ängsten die Spitze und ermöglichte mir, den fortwährenden negativen Selbstgesprächen in meinem Kopf zu entkommen. Ohne es zu ahnen, behandelte ich die Symptome meiner ADHS mit Alkohol.

Um mit der Scham zurechtzukommen, dass mein Freundeskreis wusste, wie unsauber ich war, trug ich meine Schlampigkeit wie eine Auszeichnung zur Schau. Ich brüstete mich damit, zehn Tage nicht geduscht zu haben und lächelte stolz, wenn meine Mitbewohner*innen eine Gruppe anderer Studierender über Snakebite-Pints mit der Geschichte meiner Fliegenplage unterhielten.

Humor und Alkohol waren meine einzigen Waffen.

Rückblickend verstehe ich, dass ich einfach nicht dafür gerüstet war, allein zu leben. Aufgrund meiner guten Schulnoten glaubten die Leute, ich sei eine Art Genie und ein Studium wäre das Richtige für mich. Aber niemand hat sich je gefragt, ob ich überhaupt in der Lage war, mein Leben ohne Hilfe auf die Reihe zu kriegen. Das begabte Kind, das seine eigenen Kleider nicht waschen konnte … Das war eine ziemlich verwirrende Position …

Ich sah, wie meine fünf Mitbewohner und Mitbewohnerinnen sich zu Erwachsenen entwickelten, und es kam mir vor, als hätten sie ein Handbuch für das Leben erhalten, das ich nie zu Gesicht bekommen hatte. Darin stand, wie und wann man Wäsche wusch, sein Bett machte und Rechnungen bezahlte. Ihnen schien das alles so leicht zu fallen. Und das verstärkte mein eigenes Schamgefühl natürlich.

Nach der Universität wurde es noch schlimmer. In den darauffolgenden Jahren hatten die Leute aus meinem Freundeskreis feste Stellen, sparten auf ein Haus in London, lernten wunderbare Menschen kennen, die sie heirateten, und sprachen davon, Kinder in die Welt zu setzen.

Ich hingegen lebte in ekelhaften Gästezimmern und Kellerwohnungen. Wohin auch immer ich ging, welchen Neustart auch immer ich mir erlaubte, innerhalb von Wochen begann der Abstieg ins Chaos. Zehn Jahre lang lebte ich aus dem Koffer, weil ich nicht wusste, *wie* ich ihn auspacken sollte. Das Erwachsenenleben kam mir vor wie eine steigende Flut – und ich konnte nicht schwimmen. Ich strampelte und strampelte, während mir das Wasser bis zum Hals stieg und ich versuchte, nicht zu ertrinken. Wie konnte es sein, dass ich so müde war, aber so wenig erreicht hatte? Mein ohnehin kaum vorhandenes Selbstwertgefühl sank noch tiefer und ließ mich der Hölle so nah kommen wie nie zuvor.

Ich erinnere mich an einen schrecklichen Abend. Ich war 29 und saß in einer Souterrainwohnung in London. Ich konnte die Tür nicht öffnen, weil ich mich so schämte wegen der Unordnung, die dort herrschte, konnte weder mein Telefon verwenden noch das Licht anschalten, weil meine Stromversorgung gekappt worden war, und fuhr mir durch das verfilzte Haar … Der Gedanke, mein Leben zu beenden, fühlte sich an wie ein angenehmer Ausweg – ein Entkommen. Selbstmordgedanken lockten mich an einen Ort, an dem ich nicht scheitern musste, an dem ich nicht so leben musste, an dem ich keine Versagerin war. All das könnte einfach vorbei sein.

Während ich das schreibe, weine ich darüber, wie kurz davor ich stand, nicht mehr hier zu sein. Wie viele Schichten von Schamgefühlen auf mir lasteten, bis zu dem Punkt, an dem ich sie nicht mehr ertragen konnte.

Seit meiner Diagnose haben sich die Dinge jedoch verändert. Ich bin keineswegs eine Haushaltskönigin – der höchste Titel, den ich vielleicht erreichen könnte, ist Haushaltsclown. Aber ich mache fast jeden Tag mein Bett, schalte gelegentlich die Waschmaschine an und denke manchmal sogar daran, die Wäsche danach auch aufzuhängen.

Aber im Ernst, es ist viel passiert, damit ich überhaupt den Status als Haus- und Hofnärrin erreichen konnte.

Trocken werden: Ich musste mit der Selbstmedikation aufhören, sodass ich die Wirklichkeit spüren und mich ihr ohne Wenn und Aber stellen konnte.

Eine Therapie machen: Beginnen, mich mit meiner schwierigen Kindheit und einigen traumatischen Erlebnissen aus der Vergangenheit auseinanderzusetzen.

Einen Partner finden, der mich unterstützt: In meinem Fall bedeutete das, Rich zu begegnen und zu lernen, von ganzem Herzen zu lieben und geliebt zu werden.

Eine ADHS-Diagnose bekommen: Lernen, mich selbst besser zu verstehen und meine Schamgefühle in Mitgefühl mit mir selbst zu verwandeln.

Das alles geschah natürlich nicht über Nacht. Ich brauchte vier Jahre dafür. Es gab so viel, das ich verstehen und neu lernen musste. Ja, Veränderung ist möglich. Wir können wachsen, freundlicher zu uns selbst sein und in vielen Bereichen Fortschritte machen. Aber ich möchte nichts schönreden: Es erfordert viel Zeit und Mühe.

Ich muss außerdem betonen, dass ich mit Rich zusammenlebe. Er erledigt den Großteil der Verwaltung, Organisation und Hausarbeit. Ich kann gar nicht sagen, wie dankbar ich für sein Engagement bin. Ich weiß zu hundert Prozent: Würde ich wieder allein leben, kehrten viele meiner Schwierigkeiten zurück. Ich brauche ziemlich viel Unterstützung und habe das unglaubliche Privileg, mein Leben mit einem Partner zu teilen, dem es Spaß macht, mir in diesen Bereichen zu helfen. Ich weiß, dass das nicht immer möglich ist. Viele von euch sind vielleicht Single oder in einer Beziehung, in der sie keine Unterstützung erfahren, oder sind mit einem anderen neurodivergenten Menschen zusammen! Ich möchte den Schmerz, den diese Dynamiken verursachen, auf keinen Fall unter den Teppich kehren. Aber ich bin sicher, dass ihr trotzdem Hoffnung auf diesen Seiten finden werdet.

Was helfen kann

Hör auf, dir Marie Condo und Mrs Hinch anzuschauen. So werden wir nie sein. Ja, vielleicht wird es einmal eine zweiwöchige Hyperfokus-Phase geben, in der wir uns als wahre Putzfeen fühlen. Aber die wird ein Ende haben und dann werden wir wieder in unserer Haushaltshölle landen. Wir sind nicht gut darin, Ordnung zu halten. Aber das ist nicht schlimm. Wir können eine Menge anderer Dinge gut.

Den Wunsch nach Perfektion loszulassen, ist das Beste, was wir in diesem Zusammenhang tun können. Rich und ich haben entschieden, dass unser Haus nicht perfekt sauber sein muss, es sollte nur die meiste Zeit über okay sein. Okay ist absolut ausreichend. Die folgenden Tipps haben mir tatsächlich geholfen, mehr zur Ordnung unseres Haushalts beizutragen, und ich bin dankbar dafür, diese Fähigkeiten entwickelt zu haben. ABER – denk dran, dass dein Daseinszweck nicht darin besteht, ein super aufgeräumtes Haus zu haben, sondern dich selbst zu akzeptieren und glücklich zu sein.

LASS DIE SCHAMGEFÜHLE LOS: Du bist kein abstoßender, furchtbarer Mensch. Weder hast du verdient, dass andere dich fertigmachen, noch dass du selbst es tust. Niemand kann sich durch Selbsthass dazu bringen, eine Version seiner selbst zu werden, die ihm oder ihr gefällt. So funktioniert es nicht. Sich Vorwürfe zu machen, führt nur zu einem geringeren Selbstvertrauen und schlechteren Bedingungen. Es ist an der Zeit, dass du dir gegenüber Freundlichkeit und Mitgefühl entwickelst und zu verstehen lernst, weshalb es dir schwerfällt, Ordnung zu halten.

BITTE UM HILFE: Viele von euch haben wahrscheinlich zustimmend genickt, als ich erwähnt habe, dass es mir vorkam, als hätte meine Uni-Clique eine Anleitung fürs Leben erhalten und ich nicht. Die Sache ist die: Wir können diese Anleitung jetzt bekommen, von einem Menschen in unserem Leben, der uns liebt und uns Sicherheit vermittelt. Bitte um Hilfe! Bitte jemanden, dir langsam und nachvollziehbar zu zeigen, wie man eine Waschmaschine benutzt, wie man einen Spiegel putzt, ohne Spuren zu hinterlassen, oder Wäsche so aufhängt, dass man sie nicht bügeln muss. Mache dir Notizen und nehme Videos auf. Du brauchst dich nicht dafür zu schämen, es dir mehrmals erklären zu lassen, wenn du etwas nicht sofort hinbekommst.

EINE SACHE PRO TAG: Als meine Therapeutin mich drängte, das Saubermachen zu üben, war ich nicht überzeugt. »Sie verstehen das nicht«, protestierte ich. »Es ist mir physisch unmöglich, diese Dinge zu tun.« Natürlich erkannte sie meine Position an und stimmte zu, dass es für mich *tatsächlich* schwieriger als für die meisten anderen war. Aber sie wollte nicht, dass ich glaubte, ich könnte diese Fähigkeiten niemals entwickeln. Sie ermunterte mich, zu Hause eine Sache pro Tag zu erledigen. Eine Kaffeetasse nach unten bringen, ein T-Shirt aufzuhängen oder die Spülmaschine einzuschalten. Ihre Begründung war: Wenn man klein anfängt, ist die Wahrscheinlichkeit höher, dass es einem gelingt, und so baut man langsam sein Selbstwertgefühl auf.

Und sie hatte recht: Durch diese Eine-Sache-am-Tag-Übung kann ich nun mein Bett machen, ohne mich überfordert zu fühlen. Das ist der Wahnsinn.

GEDULD: Egal wie viele Artikel übers Ordnung halten du in einer Hyperfokus-Phase verschlingst, du wirst nicht über Nacht zu einer Marie Kondo. Der Trick ist, täglich kleine Schritte zu gehen, sodass du deine Gewohnheiten und dein Selbstbild über Monate und Jahre hinweg veränderst. Denk an eine Person, die eine Crashdiät macht und innerhalb von drei Wochen sechs Kilo verliert, bloß um sie gleich darauf wieder zuzunehmen, im Gegensatz zu derjenigen mit einer ausgewogenen Ernährung, die drei Mal in der Woche ins Fitnessstudio geht. Auf lange Sicht fährst du am besten mit Langsamkeit und Stetigkeit. Sei also nachsichtig mit dir. Erwarte keine Wunder und feiere die kleinen Siege.

»Was meinst du mit Boderobe?«

GESCHRIEBEN VON RICH

Darf ich euch die *Boderobe* vorstellen? Ein »Möbelstück«, das Menschen mit ADHS gern nutzen; im Grunde ein großes Stück Teppich, das sich häufig im Schlafzimmer befindet und nicht nur als Boden dient, sondern auch als Garderobe.

Bis Rox in meine kleine, tadellos ordentlich gehaltene Zweizimmerwohnung in Basingstoke, südwestlich von London, zog, hatte ich noch nie eine Boderobe gesehen. Plötzlich war mein makellos sauberer Teppichboden (die befriedigende Art von sauber, die sich durch symmetrische Staubsaugerspuren auszeichnet) bedeckt mit Band-T-Shirts, karierten Oberteilen mit Kaffeeflecken und Make-up.

Zum Glück werden berauschende Chemikalien freigesetzt, wenn man sich verliebt, denn ohne sie hätte ich den Hurrikan Rox wahrscheinlich nicht durchgestanden. Am Beginn unserer Beziehung fand ich alles, was sie tat, unglaublich liebenswert. Make-up auf meinem neuen Teppich? Aaaach, keine Sorge. Das geht wieder raus! Zehn ungetragene Outfits über dem Boden verteilt, den ich gerade gesaugt habe? Ooooh, Babe, das ist so süß. Ich hänge sie für dich auf …

Spulen wir vor zu einer Zeit vor der ADHS-Diagnose, aber nach dem verblendenden Honeymoon-Cocktail. Es ist spätabends. Ich habe drei Stunden für den Heimweg gebraucht, der M25 war voll und ich habe schlechte Laune. Ich fahre in die Einfahrt. Endlich zu Hause!

Rox hat den ganzen Tag das Gästezimmer sauber gemacht. Das stand schon ewig an, aber heute hat sie sich extra dafür freigenommen. Die meisten Reinigungstätigkeiten bei uns zu Hause erledige ich, was ein bisschen frustrierend sein kann. Dass sie angeboten hat, diese zu übernehmen, hat mir also viel bedeutet. Ich komme zur Tür herein und sehe sie am Küchentisch sitzen. Überall Farbdosen ohne Deckel, Scheren und Stoffabschnitte … Was zum Teufel ist hier los? »Hi, Babe …«, sage ich.

Sie springt auf. »Oh, hi, Süßer!«, sagt sie. Die Begeisterung in ihrer Stimme ist nicht zu überhören. »Guck mal!«

Sie hält eine Jeansjacke hoch, dekoriert mit bunten Stoffstücken, die mit Sicherheitsnadeln zusammengehalten werden, und einem auf den Rücken gemalten Schriftzug ihres Namens.

Mein Blick landet sofort auf den roten Farbspritzern auf dem neuen Holztisch. Ich spüre, wie mein Frust wächst … Stau auf dem M25 + nicht diagnostizierte ADHS = nicht mein bester Moment.

»Sieht super aus, Babe … Aber bitte sag mir, dass du das Gästezimmer sauber gemacht hast, ja?« Es fällt mir schwer, meinen Ärger zu verbergen, und sie merkt es.

»Oh Gott«, sagt sie entsetzt. »Das Gästezimmer! Das habe ich total vergessen!«

»Babe … Du hast dir extra dafür freigenommen! Das kannst du nicht vergessen haben. Anscheinend hattest du einfach nur keine Lust. Es wäre mir lieber, du würdest das zugeben, als Ausreden zu erfinden.«

Sie schweigt und ihre Unterlippe beginnt zu zittern. Sie legt die Jacke zurück auf den Tisch und senkt den Blick.

Normalerweise würde ich sie nun trösten, aber ehrlich gesagt nervt mich dieses Verhalten langsam. Mit schweren Schritten gehe ich ins Schlafzimmer, wo noch mehr Kleidung auf dem Boden herumliegt. Meine Wut kocht über. Ich habe wirklich genug.

Daran zurückzudenken, ist ziemlich beängstigend. Wir hätten so leicht annehmen können, dass wir einfach nicht mehr verliebt oder zwei zu unterschiedliche Menschen sind. Ohne die ADHS-Sprache, mit deren Hilfe wir über unsere Probleme reden können, fühlten wir beide uns ständig unverstanden.

Rox' Diagnose war ein gewaltiger Wendepunkt für uns. Die Art und Weise, wie wir miteinander über den Haushalt reden, hat sich völlig verändert. Ich war nun in der Lage, statt mit kaum verhohlener Frustration mit Neugier und Wohlwollen auf sie zuzugehen, was andersherum bedeutete, dass sie sich mir gegenüber viel verletzlicher zeigen konnte.

Statt anzunehmen, dass Rox absichtlich faul war und meine Zeit und Mühe nicht respektierte, konnte ich sie nun als jemanden sehen, der unbedingt an den Reinigungsroutinen teilhaben wollte, aber schlicht und einfach nicht wusste, wie. Ihre Qual war echt.

Wie Rox' Therapeutin vorgeschlagen hatte, begannen wir mit kleinen Schritten. Sie arbeitete daran, nur eine Sache pro Tag im Haus zu erledigen. Ob sie eine Tasse nach unten brachte, Reinigungsmittel in die Toilette spritzte oder ihren Mantel aufhing, wir feierten alles. Ich bedankte mich und sagte ihr, dass ich stolz auf sie sei.

Ist sich ein Mensch mit ADHS sein Leben lang auf diesem Gebiet wie ein Versager vorgekommen und wurde als faul und selbstsüchtig betrachtet, wirken die Worte *Ich bin stolz auf dich* wie ein heilender Zaubertrank. Bei dieser Form der Anerkennung leuchten Rox' Augen jedes Mal vor Freude. Ihre Reinigungsroutinen sind mittlerweile ganz anders als in unserer Anfangszeit. Sie macht fast jeden Tag das Bett, fragt immer, ob sie beim Putzen und mit der Wäsche helfen kann, und manchmal komme ich nach Hause und die Küche ist blitzblank. Das sind gewaltige Errungenschaften für sie und es hat Übung, Geduld und Wohlwollen von uns beiden verlangt.

Einen Menschen mit ADHS bei Haushaltsaufgaben unterstützen

Hätte die Person mit ADHS die Wahl, wäre sie gut im Haushalt. Alles wäre immer sauber. Menschen mit ADHS fühlen sich oft am ruhigsten und glücklichsten in einer sauberen Umgebung! Sie leben nicht im Chaos, weil sie faul sind. Sie kämpfen ehrlich darum, sich zu organisieren und so etwas wie eine tägliche Routine zu entwickeln. Jahre des Scheiterns daran, die Hausarbeit in den Griff zu bekommen, haben wahrscheinlich zu einem ausgeprägten Gefühl von persönlichem Versagen und Hoffnungslosigkeit geführt, und das müssen wir angehen – nicht ihre Putzfähigkeiten.

SEI NEUGIERIG STATT WÜTEND: Gehe nicht davon aus, dass jemand faul oder respektlos ist, wenn er oder sie sein Zuhause nicht in Ordnung hält. Frage den Menschen mit ADHS, wie es sich anfühlt, in einem chaotischen Zimmer zu stehen. Frage, ob er weiß, wo er anfangen müsste. Wahrscheinlich fühlt er sich extrem überfordert. Das führt zu Vermeidung, was wiederum zur Folge hat, dass er nicht einmal die grundlegenden Fähigkeiten der Haushaltsführung entwickelt hat. Werde neugierig auf die Geschichte der Person mit ADHS, statt deine eigenen Maßstäbe auf sie anzulegen. Natürlich gibt es faule Menschen. Und ADHS-Betroffene sind da keine Ausnahme. Aber halte der Person, mit der du es zu tun hast, zugute, dass sie sich Mühe gibt. Zwischen »Ich kann mein Bett nicht machen, ich habe ADHS« und »Es fällt mir wirklich schwer, mein Bett zu machen. Könntest du mir bitte dabei helfen?« besteht ein gewaltiger Unterschied.

BIETE DICH ALS PRAKTISCHES VORBILD AN: Ich habe Rox gezeigt, wie man Kleidung faltet, wie man eine Waschmaschine befüllt und startet und wie man einen Spiegel putzt, ohne dass es Streifen gibt. Sie hat das alles begierig aufgesogen, sich sogar ab und zu Notizen gemacht und hart daran gearbeitet, meine Erklärungen umzusetzen. ADHS-Betroffene sind zu viel mehr in der Lage, als sie glauben, und liebevolle, freundliche, eindeutige Anweisungen können echte Gamechanger sein. Wie Rox oben geschrieben hat, haben Personen mit ADHS das Gefühl, das Handbuch zum Leben nicht bekommen zu haben, das anscheinend alle anderen kennen. Teile dein Wissen mit ihnen.

FEIERE DIE SIEGE: Es kann sich seltsam anfühlen »gut gemacht« zu sagen, weil jemand einen Kaffeebecher in die Küche gebracht hat, nachdem du am Wochenende das gesamte Haus geputzt hast. Es ist schwer, diese beiden Perspektiven zu vereinbaren. Aber ein Mensch mit ADHS, dessen Erfolge registriert und gefeiert werden, entwickelt viel schneller ein besseres Selbstwertgefühl und Fähigkeiten als einer, dessen Fortschritte ignoriert werden. Mache dir klar: Indem du der Person mit ADHS in deinem Leben für ihre Beiträge dankst und sie feierst, trägst du dazu bei, die ein Leben lang gesponnene innere Erzählung vom Versagen umzukehren.

MACHE DICH NICHT LUSTIG: Es wäre ein Leichtes, sich über jemanden lustig zu machen, der oder die Dinge, die du im Schlaf kannst, nicht beherrscht. Aber bitte denke daran, dass ein Mensch mit ADHS wegen seiner Schwierigkeiten mit diesen Tätigkeiten vermutlich bereits eine Menge Scham empfindet. Sei wissbegierig, unterstützend und verzichte darauf, auf seine Kosten Witze zu reißen, zu schimpfen oder ihm Vorwürfe zu machen.

SYMPTOM NUMMER SECHS: FINANZIELLES CHAOS

AKA: »Oh, ich habe nicht auf den Preis geachtet …«

GESCHRIEBEN VON ROX

Es klopfte laut an der Tür meiner Souterrainwohnung. Natürlich habe ich nicht geöffnet. Menschen mit ADHS öffnen nicht gern die Tür. Nicht zu wissen, wer auf der anderen Seite ist, ergo, welche menschliche Maske sie aufsetzen müssen, stresst. Außerdem, wer klopft uneingeladen an eine Tür? Nur Psychopathen. Also tat ich, was jede 29-jährige Frau mit ADHS tun würde: Ich rannte in mein Schlafzimmer und versteckte mich unter dem Bett.

Das Klopfen hörte nicht auf. Nun wurde es von einer furchteinflößenden männlichen Stimme begleitet.

»Miss Emery … sind Sie da drin?« *BUMM, BUMM, BUMM.*

Mein Herz pochte wild, Schweiß lief mir die Stirn herunter. *Wer ist das an meiner Tür? Woher kennt er meinen Namen?* Ich war überzeugt, dass der Mann einbrechen würde. Ich hielt die Luft an. *Bitte, Gott, mach, dass er einfach abhaut. Ich gehe auch in die Kirche. Ehrlich, lieber Gott, ich tue, was du willst. Aber hilf mir bitte.*

Das Klopfen wurde für einen Augenblick unterbrochen. Wieder Schritte draußen. Ging er? Nein. Die Schritte wurden lauter. Jemand anderes kam zu meiner Tür herunter. *Himmel,* dachte ich. *Es sind mehrere!*

Dann der Lärm von schwerem Gerät. Eine Kettensäge vielleicht. *Bin ich in einem Horrorfilm? Sterbe ich jetzt?* Ich hörte, wie etwas zersägt wurde, und das Krachen von Metall, als draußen jemand auf die Hauswand einhämmerte. *Reißen die die Mauer nieder?*

Sekunden fühlten sich an wie Stunden. Als die Männer schließlich verschwanden, brach ich in Tränen aus. Ich hatte ernsthaft Angst um mein Leben gehabt. Als ich sicher sein konnte, dass sie fort waren, kroch ich unter dem Bett hervor. Mein Herz absolvierte nach wie vor sein wildes Schlagzeugsolo. Für den Fall, dass sie sich draußen versteckten, damit ich mich in Sicherheit wähnte, schlich ich vorsichtig zur Eingangstür und spähte hinaus. Keine Männer, dafür eine Riesenunordnung.

Ich hob den braunen Briefumschlag auf, der durch den Briefschlitz geworfen worden war.

BENACHRICHTIGUNG: EDF ENERGY

Auf einmal ergab alles Sinn … *Ah, meine unbezahlten Stromrechnungen.*

Ich öffnete die Haustür, durch das offizielle Dokument ein wenig beruhigt, dass die Männer wohl eher so etwas wie Gerichtsvollzieher gewesen waren als Mörder.

Dort befand sich in seiner ganzen Pracht mein neuer Stromkasten. Die Prepaid-Version. Mein Strom sollte wegen zu vieler unbezahlter Rechnungen und nicht beantworteter Briefe nicht mehr über einen normalen Zähler abgerechnet werden.

Wie sage ich das meinem Vermieter? Schamgefühle überrollten mich wie eine Flutwelle.

Ich hatte nicht nur die unglaublich unangenehme Aufgabe, meinem netten Vermieter die Verwüstung zu erklären, die vor seiner Haustür veranstaltet worden war, ich musste auch herausfinden, wie ich den Strom nun zu bezahlen hatte – und daran denken, das regelmäßig zu tun.

Ich schäme mich, es zuzugeben, aber ich habe weder das eine noch das andere getan. Erst als ich im darauffolgenden Jahr hinausgeworfen wurde, weil ich keine Miete gezahlt hatte, fand mein Vermieter heraus, dass der alte Zähler ersetzt worden war. Und was den neuen Prepaid-Stromzähler anging: Ich saß regelmäßig im Dunkeln, ohne Licht oder WLAN. Manchmal lag es daran, dass ich kein Geld hatte, dann wieder daran, dass ich nicht die Energie aufbrachte, zum Laden an der Ecke zu gehen und Guthaben zu kaufen. Ja, ironischerweise waren dies meine *dunkelsten* Stunden.

Ich habe ein extremes Beispiel dafür gewählt, wie schwer es mir fällt, die Kontrolle über meine Finanzen zu behalten, um zu zeigen, wie schlimm es sein kann: Nicht diagnostizierte ADHS kann einen Menschen an den Rand des Erträglichen bringen.

Zwar war dieser Vorschlag eine meiner denkwürdigsten finanziellen Katastrophen, aber bei Weitem nicht die einzige. Mein Alltag war geprägt von überzogenen Konten, bis zum Limit ausgereizten Kreditkarten, unbezahlten Rechnungen, gerichtlichen Mahnbescheiden, einer schlechten Bonität und der überwältigenden Scham, nicht in der Lage zu sein, die eigenen Finanzen zu organisieren.

Eines der ersten Dinge, die mir wirklich geholfen haben, mein finanzielles Chaos in den Griff zu bekommen, war, den Alkohol aufzugeben. Das tat ich 2018. Mein betrunkenes Ich warf das Geld nämlich noch leichtfertiger zum Fenster hinaus.

»Shots für alle!«, rief ich regelmäßig in meiner Stammkneipe, obwohl ich genau wusste, dass ich als Konsequenz daraus in der kommenden Woche keinen Strom haben würde.

Die Kombination von Alkohol und nicht diagnostizierter ADHS war ein Rezept für den finanziellen Ruin. Da ich nicht mehr trank, konnte ich vor den Problemen nicht mehr weglaufen.

Die Wahrheit ist, dass ich noch nie einen Brief von der Steuerbehörde, eine Telefonrechnung, eine Benachrichtigung von einem Energieversorger, einen Steuerbescheid oder eine Kreditkartenrechnung geöffnet hatte.

Ich war im Grunde mein Leben lang vor meinen Schulden weggelaufen, hatte sogar den Wohnsitz gewechselt in der Hoffnung, dass man mich nicht finden würde. Und hatte irgendwie genug Geld verdient, um mich von Monat zu Monat durchzuhangeln.

Mit dem Trinken aufzuhören, war keine magische Lösung für alles. Aber immerhin waren damit die verrücktesten Ausgaben vom Tisch: Champagner in Clubs, Drogen, nächtliche Fressorgien. Aber mit meinem Geld kam ich immer noch nicht zurecht. Selbst ohne Alkohol und Drogen gab ich zu viel aus und häufte Kreditkartenschulden an.

Meine Lösung? Den Kopf in den Sand stecken. Bloß dass das nüchtern schwieriger ist. Ohne acht Desperados, durch die das alles nicht ganz so furchteinflößend wirkte, konnte ich meinem Mangel an Organisation und meiner sich verschlechternden finanziellen Lage nicht ausweichen. Wieder fühlte ich mich wie unter einem Riesenberg Scham begraben.

Am Ende lebte ich bei jemandem im Gästezimmer, nicht fähig, die vorgeschlagenen 350 Pfund Miete zu bezahlen. Ich war 34 Jahre alt. Wie du dich erinnerst, hatte ich früher als »begabtes Kind« gegolten … Von daher erschien mir nichts demütigender als die Situation, in der ich mich nun befand. Wieder war die einzig denkbare Schlussfolgerung für mich, dass ich ein furchtbarer Mensch sein musste und all das verdient hatte.

Und dann, durch irgendein Wunder Gottes, an den ich nicht glaube, begegnete ich Rich und wir haben uns Knall auf Fall ineinander verliebt. Für mich fühlte es sich so an, als hätte ich endlich das Zuhause gefunden, das ich seit dem Tod meiner Mutter mehr als zehn Jahre zuvor gesucht hatte. Richs Beruf? Bankmanager. *»Ist dieser Mann in Wirklichkeit ein Engel?«*, dachte ich.

Ich war ihm gegenüber vollkommen offen, was meine finanziellen Probleme anging. Zum ersten Mal ließ ich zu, dass jemand sah, wie hoch meine Schulden waren, und sprach über meine Schwierigkeiten, das Geldausgeben unter Kontrolle zu bekommen. Es störte ihn nie. Ich rechnete wirklich damit, dass er mich verlassen würde, aber das tat er nicht. Er half mir, meine Briefe zu öffnen, E-Mails zu schreiben und einige Kreditkarten zu zerschneiden. Er wies mich auch sanft darauf hin, wenn ich mich leichtsinnig verhielt.

Als wir uns kennenlernten, war meine Bonität ziemlich schlecht. Nun ist sie hervorragend. Ich kann es immer noch nicht fassen ... *Ich?! Eine hervorragende Kreditwürdigkeit?!* Eine meiner stolzesten Leistungen.

Ich kann immer noch nicht gut mit Geld umgehen. Ich liebe teure Dinge und bin sehr impulsiv. Aber ich akzeptiere Hilfe. Ich höre mir Feedbacks an. Ich gebe mir große Mühe. Und das findet Gott anscheinend gut. Ich besitze keine Kreditkarten. Ich habe keinen Zugriff auf meine Ersparnisse. Und ich spreche vor größeren Impulskäufen mit Rich. Wir haben ein gemeinsames Konto, von dem wir die Rechnungen bezahlen. Darauf zahle ich ein. Wir leben in einem Haus, in dem die Stromrechnungen beglichen werden und niemand hämmert an die Tür. Dafür bin ich unendlich dankbar.

Was helfen könnte

Kreditkartenschulden, Überbrückungskredite, ungeöffnete Mahnungen, Vollstreckungsbescheide und Gerichtsvollzieher. Wenn man Schulden hat, ist die Realität unglaublich beängstigend. Es kann sich anfühlen, als würde man ertrinken, ohne irgendeine Möglichkeit der Rettung. Hinzu kommen die Selbstvorwürfe, weil man sich überhaupt in diese Situation gebracht hat. Wenn du Schulden hast, bitte unbedingt jemanden um Hilfe. Der dauerhafte Stress, mit dem du lebst, ist äußerst schädlich für deine psychische Gesundheit. Du musst ihn daher unbedingt loswerden.

Wenn du aus den lähmenden Schulden herausgekommen bist, geht es darum, dafür zu sorgen, dass sich keine neuen ansammeln. Das erfordert Opfer und unangenehme Entscheidungen. Zum Beispiel die, keine Kreditkarten mehr zu besitzen. Die Gefahr, zu viel Geld auszugeben, ist immer gegeben, deshalb müssen wir uns so gut wie möglich davor schützen. Nur so können wir sicherstellen, dass unser Leben stabil bleibt.

BITTE UM HILFE: Schulden und vor sich einen Stapel ungeöffneter Briefe zu haben, kann einen vollkommen überfordern. Und die psychische Gesundheit gefährden. Den ersten Brief zu öffnen, fühlt sich so an, als würde man den Mount Everest erklimmen. Bitte eine Vertrauensperson, dich gemeinsam mit dir hinzusetzen und dir zu helfen. Das kann ein Elternteil sein, deine Partnerin, ein Freund oder deine Therapeutin. Es ist so hilfreich, moralische Unterstützung zu bekommen, wenn man eine derart beängstigende Aufgabe vor sich hat. Du musst dich auf keinen Fall dafür schämen. Um Hilfe zu bitten, kann zum Beispiel so klingen: »Ich habe ADHS, und es fällt mir sehr schwer, meine Finanzen zu organisieren. Ich habe die Dinge daher zu lange schleifen lassen und fühle mich nun mit der Situation überfordert. Könntest du dabei sein, wenn ich diese Briefe öffne? Ich habe wirklich große Angst davor.«

ÖFFNE DIE BRIEFE: Stapel ungeöffneter Rechnungen sind viel schlimmer als alles, was sich darin verbergen kann. Wenn du heute nur einen davon öffnest, hast du bereits einen großen Schritt getan. Oft steht in der Mahnung eine E-Mail-Adresse, sodass du niemanden anrufen musst. Du kannst eine E-Mail mit einer Entschuldigung schicken und fragen, ob ein Tilgungsplan infrage kommt.

KREDITKARTEN: Ehrlich gesagt ist mein Rat, keine zu nutzen, es sei denn, du benötigst unbedingt eine für den Lebensunterhalt. Kreditkarten aufzugeben, ist der zuverlässigste Weg, um dafür zu sorgen, dass du sie nicht bis ans Limit glühen lässt. Menschen mit ADHS haben Probleme mit ihrer Impulskontrolle, deshalb ist es sicherer, keine Kreditkarten zu verwenden. Falls du eine hast, richte eine Lastschrift von deiner Bank ein, um sicherzugehen, dass du nie eine Zahlung vergisst: nicht geleistete Zahlungen können sich negativ auf deine Bonität auswirken.

ÜBE: Du bist kein schlechter oder dummer Mensch. Dass du zu viel Geld ausgibst und den furchtbaren Konsequenzen aus dem Weg gehst, hat sich bloß bei dir eingespielt. Es ist an der Zeit, neue Skills zu lernen – ganz langsam und idealerweise mit Hilfe. Übe, jeden Monat ein wenig zu sparen. Übe, einen farbigen Umschlag zu öffnen. Übe, den kleinen Online-Einkaufswagen zu füllen und nicht auf KAUFEN zu klicken. Dies sind Fähigkeiten, deren Entwicklung Zeit braucht. Du wirst besser darin, das verspreche ich dir. Du kämpfst gegen Jahre, in denen du immer wieder bewiesen bekommen hast, dass du nicht mit Geld umgehen kannst. Es wird eine Weile dauern, diese innere Erzählung umzuschreiben. Aber es ist unglaublich wichtig, dass du es tust. Wie wir in diesem Buch schon oft gesagt haben:

Scham führt nicht dazu, dass man sein Verhalten ändert. Beginne stattdessen mit Wohlwollen und Akzeptanz.

»Warum wurden tausend Pfund von unserem gemeinsamen Konto abgebucht?«

GESCHRIEBEN VON RICH

Seit meinem sechzehnten Lebensjahr arbeite ich bei der Bank. Zunächst als Kassierer; dann stieg ich mit der Zeit zum Manager einer der größten Filialen in Großbritannien auf. Ich kann sehr gut mit Geld umgehen, meine Kreditwürdigkeit ist, solange ich mich erinnere, ausgezeichnet gewesen …

Bei meiner Arbeit in der Bank habe ich jedoch einige herzzerreißende Situationen erlebt – Kunden oder Kundinnen, die Mühe hatten, über die Runden zu kommen, und uns um Hilfe baten. Ich habe unendlich viel Mitgefühl für Menschen, die finanziell in der Klemme stecken.

Auch meine eigene finanzielle Situation war nicht immer rosig. Ich bin schon als Jugendlicher Vater geworden und zum Versorger eines Vier-Personen-Haushalts. Ich musste zwei Stunden mit dem Rad zur Arbeit fahren und zurück, häufig im Regen, und mit einem Einkaufsbudget von vierzig Pfund in der Woche zurechtkommen. Ich erinnere mich noch sehr gut, wie ich mit Zettel und Stift durch den Lidl gelaufen bin, alles bis auf den Penny durchkalkuliert habe und oft Dinge zurück ins Regal legen musste.

Ich kann mir beim besten Willen nicht vorstellen, was jemand mit ADHS in meiner Lage getan hätte. Meine jüngeren Jahre waren hart, und ich bin so dankbar, dass mein Gehirn Organisation und Zahlen mag. Dank dieser Fähigkeiten habe ich ziemlich herausfordernde Zeiten überstanden.

Im Laufe der Jahre stieg ich die Karriereleiter hinauf, verdiente besser und hatte keine Geldprobleme mehr. Aber das Lidl-Mindset? Das ist geblieben. Ich achte immer auf den Preis, bin eher vorsichtig und kann Menschen nicht verstehen, die mehr als dreißig Pfund für ein Paar Turnschuhe ausgeben. Und dann kam Rox …

Als wir uns kennenlernten, brachte sie kaum die 350 Pfund im Monat für die Miete des Gästezimmers auf, in dem sie lebte. Dennoch hatte sie, als wir anfingen zu daten, innerhalb weniger Wochen Bilderrahmen, Kerzen und Pflanzen für meine Wohnung gekauft. Sie besaß fast nichts, steckte bis zum Hals in Schulden, kaufte mir aber Geschenke, weil sie die Vorstellung nicht ertragen konnte, dass ich in einem so leeren und wenig heimeligen Haus lebte …

Natürlich ist Großzügigkeit grundsätzlich ein wunderbarer Charakterzug. Aber er kann Menschen wie Rox, die einfach zu gutmütig sind, in Schwierigkeiten bringen. Sie ist immer die Erste, die Leuten Dinge kauft. Dinge, die sie sich eigentlich nicht leisten kann. Als wir vertrauter miteinander wurden, erzählte sie mir von ihren finanziellen Problemen, und ich war verblüfft über das Ausmaß an Stress, mit dem sie heimlich lebte.

Ihre größte Angst war, dass ihre Kreditkartenschulden und Bankdarlehen in der Zukunft Auswirkungen auf eine mögliche gemeinsame Hypothek haben könnten. Sie weinte, als sie mir erzählte, dass sie seit Jahren keine Post mehr öffnete, und als sie mir ihre Ängste rund um das Thema Geld schilderte und wie nichtsnutzig sie sich deswegen fühlte.

Für sie waren diese finanziellen Schwierigkeiten ein monströses, schambehaftetes Geheimnis, das sie verbarg, um geliebt zu werden. Für mich war es ein Problem mit einer einfachen Lösung. Ich begab mich in den Bankmanagermodus.

An ihrer Situation gab es nichts, das nicht geregelt werden konnte. Also half ich ihr, genau das zu tun. Wir begannen, Schulden zurückzuzahlen, sie gab ihre Kreditkarten auf, wir arbeiteten daran, ihre Bonität zu verbessern, und nach ein paar Jahren war sie schuldenfrei.

Nun leben wir in einem schönen Haus, das wir gemeinsam mieten (trotz der gerichtlichen Anordnung wegen ihrer Schulden), und wir sparen auf ein Haus. Trotz der lähmenden Ängste und des Stresses, die Rox' finanzielle Situation ihr beschert haben, neigt sie dazu, viel Geld auszugeben – die teuersten Hotels, Make-up, Urlaube und Geschenke. Der Unterschied ist nun, dass sie vorher mit mir spricht. Sie erlaubt mir, Teil des Prozesses zu sein, was ihre Impulskäufe extrem reduziert hat.

Der Teil von ihr, der am liebsten gewaltige Kreditkartenrechnungen anhäufen würde? Der ist nach wie vor da. Bloß, dass sie nun mehr Unterstützung hat. Rox hat sich nicht verändert – und das mag einigen Leuten verrückt vorkommen, aber ihr Gehirn funktioniert einfach anders als meins. Die gerichtlichen Anordnungen, die Scham, die Angst – nichts davon ändert etwas daran, wie ihr Gehirn verdrahtet ist. Sie wird stets den Glücksrausch suchen, den ihr Impulskäufe bescheren. Ich verstehe das jetzt und werde sie nie dafür verurteilen.

Ich habe Rox immer wieder daran erinnert, dass sie keinen Ärger zu erwarten hat. Das Thema haben wir häufig. Wir haben beide gelernt, geduldig und wohlwollend miteinander umzugehen und zu versuchen, unsere jeweilige Perspektive zu verstehen. Und um ehrlich zu sein, haben wir aufeinander abgefärbt. Ja, ich habe Rox geholfen, sich nicht arm zu kaufen, aber gelegentlich, wenn wir es uns leisten konnten, hat Rox mich dazu gebracht, dass wir etwas Schönes unternommen haben oder ein Wochenende weggefahren sind – womit ich wegen meiner eigenen Vergangenheit Mühe hatte. Wir gleichen einander aus und das Ergebnis ist ein schönes, stabiles gemeinsames Leben.

Einen Menschen mit ADHS bei Schwierigkeiten mit Finanzen unterstützen

ADHS-Betroffene geben oft zwanghaft Geld aus. Hinterher haben sie häufig Schuldgefühle wegen ihrer Entscheidungen. Und sie müssen mit den Folgen leben, Geld ausgegeben zu haben, über das sie nicht verfügen. Natürlich ist jeder Mensch mit ADHS selbst verantwortlich für seine Entscheidungen und wir wollen niemanden kontrollieren. Hat die betroffene Person in deinem Leben jedoch Probleme und bittet um Hilfe, können wir ihr Rettungsanker sein. Briefe öffnen, Vorgehensweisen besprechen, versichern, dass alles in Ordnung kommen wird – all das kann ihr einen Teil der schweren Last abnehmen, die sie mit sich herumschleppt.

Einem Menschen mit ADHS freundlich die Realität zu spiegeln, kann ihn dabei unterstützen, ein eigenes Verständnis für finanzielle Angelegenheiten zu entwickeln. Möglicherweise hat er Geld ausgegeben, um sich kurzfristig besser zu fühlen, statt auf der Grundlage eines wohlüberlegten Budgets. Wie immer sind auch hier Wohlwollen und Mitgefühl angebracht, wenn wir helfen wollen.

FRAGE UND HÖRE ZU: Frage die Person mit ADHS in deinem Leben, wie ihr Verhältnis zu Geld aussieht und ob sie irgendwelche Schwierigkeiten hat. Mache ihr keine Schuldgefühle oder Vorwürfe, sondern vermittle ihr, dass alles nicht so schlimm ist, wie sie denkt. Versichere auch, dass es ein paar einfache Dinge gibt, die ihr beide als Team tun könnt, um jedwede Situation zu bewältigen, sei es, einen Stapel Briefe zu öffnen oder einen Tilgungsplan zu erstellen.

KREDITKARTEN: Falls der betroffene Mensch Kreditkarten besitzt, biete an, dass du dich um sie kümmerst. Manchmal genügt es, die Versuchung eines Fünfhundert-Pfund-Einkaufsrauschs zu entfernen, damit er seine finanzielle Lage wieder in den Griff bekommt. Um es ganz deutlich zu sagen: Es geht *nicht* darum, dass du die Kontrolle über die Finanzen der Person mit ADHS übernimmst, sondern um ein Unterstützungsangebot – und nur, wenn sie das möchte.

FEIERE DIE SIEGE: Entscheidet sich der Mensch mit ADHS für etwas Reduziertes, ein Hotel der mittleren Preisklasse oder die

Turnschuhe der letzten Saison, würdige das. Es fällt Menschen mit ADHS schwer, ihren Impulsen zu widerstehen und auf die Dopamin-Dosis von größeren Kaufräuschen zu verzichten. Jedes Mal, wenn er oder sie eine vernünftige Entscheidung trifft, sollte das daher Anerkennung finden.

HILF BEI DER AUSGABENPLANUNG: Hilf dem oder der Betroffenen, eine Aufstellung der monatlichen Fixkosten zu machen. Dann richtet gemeinsam von einem separaten Konto, auf das eine entsprechende Summe von seinem oder ihrem Gehalt überwiesen wird, Daueraufträge ein. Sind die Fixkosten gesichert, darf er oder sie mit dem übrigen Geld tun, was er oder sie möchte, und der Schaden ist begrenzt! Wahrscheinlich hat die Person nie gelernt, ihre Ausgaben zu planen und auf eine gute Bonität hinzuarbeiten, deshalb sind Geduld und Verständnis angebracht.

SYMPTOM NUMMER SIEBEN: PROKRASTINATION

AKA: »Ich tue buchstäblich alles – bloß nicht das, was ich tun soll …«

GESCHRIEBEN VON ROX

Gegen Ende meines ersten Unijahres fiel es mir schwer, mich auf die Jahresabschlussprüfungen vorzubereiten. Ich hatte klägliche 5 Prozent Anwesenheit bei den Vorlesungen vorzuweisen, weil ich lieber feiern ging, verkatert zu Hause blieb und Rockmusik von LimeWire herunterlud.

Mit dem Druck der Prüfungen im Nacken und mithilfe einiger illegal im Internet erworbener Amphetamine war ich bereit, ein paar Nächte durchzumachen, um mir den Lernstoff draufzuschaffen und alles doch noch zu bestehen. Unter extremem Druck zu arbeiten, war für mich der einzige Weg, irgendetwas zu erreichen.

Ich ging also fröhlich und voller Energie in die Bibliothek (das erste Mal seit ich vor mehr als neun Monaten mit dem Studium begonnen hatte), willens, die Mammutaufgabe anzugehen, die vor mir lag: die Inhalte eines Jahres innerhalb weniger Nächte zu lernen.

Ich fühlte mich selbstsicher und ein bisschen aufgedreht, vielleicht beides Symptome der Amphetamine. Ich ging die zwei Treppen in meinem Gebäude hinunter und wollte es gerade verlassen, als ich einige Leute aus meiner Clique im Gemeinschaftsraum sitzen sah. Ich steckte den Kopf zur Tür hinein.

»Hey, Leute! Was geht?«

Sie sahen auf, etwas überrascht, mich ohne Drink in der Hand zu sehen.

»Puh«, stöhnte einer von ihnen. »Das Gesetz von Angebot und Nachfrage. Geht gar nicht. Zumindest nicht in meinen Kopf rein.«

Wie sich herausstellte, hatte dieser pflichtbewusste Freund, der tatsächlich das gesamte Jahr fast immer zu den Vorlesungen gegangen war, Mühe, ein bestimmtes ökonomisches Modell zu verstehen. Ich spürte, wie sich der feurige Fokus in mir entzündete und der Wunsch regte, ihm bei dieser Frage zu helfen. Schließlich hatte ich Wirtschaftskunde im Abi gehabt und irgendwie die Bestnote bekommen. Dieses Zeug musste mir also leichtfallen, oder?

»Gib mir eine Stunde!«, rief ich. Ich rannte wieder rauf, startete meinen dicken, backsteinähnlichen Laptop aus den frühen Zweitausendern und machte mich daran, meine Erinnerung über das Prinzip von Angebot und Nachfrage aufzufrischen. Ah ja ... Es kam alles zurück. Mein Gehirn feuerte aus allen Rohren: Grafiken, Tabellen, Angebot-und-Nachfrage-Kurven. Die Konzepte standen mir deutlich vor Augen. Meine eigenen

Lernpläne waren vergessen. Ich war nun eine Wirtschafts-Lehrerin mit einer wichtigen Aufgabe.

Nach einer ordentlichen Wiederholung des Stoffs ging ich wieder nach unten und sagte allen, sie sollten sich ein Getränk schnappen – nun hatten sie Wirtschaftskunde. Dann stellte ich mich vor sie und erklärte, wild mit den Armen fuchtelnd wie eine engagierte Dozentin (oder eine Achtzehnjährige auf Amphetaminen), die wirtschaftlichen Gesetze, die sie nicht verstanden: glasklar, leidenschaftlich und fesselnd.

Nach zwanzig Minuten nickten die Ersten, Einzelnen ging ein Licht auf. Ich sah, dass es klick machte, und war begeistert. Eine weitere Stunde verging, und die Billigbiere, die wir tranken, entfalteten ihre Wirkung. Ein wenig benebelt von der Höchstgeschwindigkeit, mit der ich die komplexen Wirtschaftsprinzipien aufgenommen und vor meiner Studierendengruppe wieder ausgekotzt hatte, beschloss ich, jetzt nicht in die Bibliothek zu gehen.

Ich stellte also mein eigenes Lernen, bei dem ich sowieso schon chronisch hinterherhinkte, zurück für das Dopaminhoch, das es mir bescherte, anderen Wirtschaftsmodelle beizubringen …

Das ist ein klassisches Beispiel von Prokrastination oder Aufgabenvermeidung bei ADHS. Sie bestimmte mein Leben. Egal, was ich tun *sollte* – mein Gehirn suchte stets fieberhaft nach etwas – irgendetwas – anderem, das es stattdessen tun konnte, und ließ diese eine Sache dann so unglaublich erstrebenswert erscheinen, dass mir nichts anderes übrig blieb, als mich in die neue Aufgabe zu stürzen.

Es geht nicht nur darum, bestimmte Tätigkeiten wie Putzen, Organisieren oder Lernen zu vermeiden. Mein Gehirn möchte vermeiden, *was auch immer in diesem Augenblick am wichtigsten ist.* Nehmen wir zum Beispiel Putzen. Es fällt mir schwer, mich jeden Tag dazu zu motivieren. Aber wenn ich auf eine dringende Arbeitsmail reagieren muss? Fährt mein Gehirn hoch, und ich schrubbe das Haus mit einer Hingabe, dass ich Mrs Hinch Konkurrenz machen würde. Ich tue alles, außer auf diese E-Mail zu antworten.

Ich müsste bei meiner Bank anrufen, um eine neue EC-Karte zu beantragen? Guter Zeitpunkt, um die Kramschublade aufzuräumen, die ich mir seit zwei Jahren vorgenommen habe.

Ich sollte Hochzeitseinladungen verschicken? Perfekter Moment, um mir neue Gelnägel zu machen.

Mein Drang zur Aufgabenvermeidung ist so stark, dass ich dann physisch besessen von der Sache bin, die ich *nicht* tun soll. Ich muss mich ihr auf der Stelle widmen. Was leider bedeutet, dass die wirklich wichtige Sache, die ich eigentlich erledigen sollte, liegenbleibt.

Okay. Wie stark meine Aufschieberitis ist, ist wohl klar geworden. Und mit diesem Wissen im Hinterkopf stelle dir mich nun bitte als Mitarbeiterin vor.

Ja … Ich würde mich auch nicht einstellen.

Ich hatte in meinem Leben schon viele Jobs und in vielen davon lief es nicht gut. Das wundert dich wahrscheinlich nicht. Im

Laufe der Jahre waren meine Arbeitgeber*innen beeindruckt von meiner unübersehbaren Leidenschaft und meinen kreativen Ideen, aber frustriert von meiner Unfähigkeit, Dinge zum Ende zu bringen. Ich war immer eine Underachieverin, fühlte mich, als befände sich etwas Großartiges gerade außerhalb meiner Reichweite.

Bis ich meinen aktuellen Job fand – in einem Bereich, den ich liebevoll als meine Dauerfixierung bezeichne: Songwriting. Dass ich Vollzeit als Songwriterin zu arbeiten begann, ergab sich etwa zur selben Zeit, als ich aufhörte zu trinken und den Weg Richtung Therapie und Diagnose einschlug. Es überrascht nicht, dass ich bei keiner Tätigkeit bisher so erfolgreich war wie bei dieser. Ich schreibe täglich mit anderen Menschen und fange jeden Tag einen neuen Song an. Wir arbeiten als Team an einer kreativen Herausforderung und am Ende des Arbeitstages steht eine wunderschöne Belohnung in Form einer ersten Aufnahme. Ich kann mir echt keinen Job vorstellen, der besser zu meinem Gehirn passt.

Doch auch hier gilt: Eine Beschäftigung gefunden zu haben, die man liebt, zaubert nicht automatisch jegliche Neigung zur Aufgabenvermeidung weg. Bei vielen organisatorischen Tätigkeiten, die zum Songwriting dazugehören, bin ich im Rückstand. Du brauchst die Lyrics für den Song, den wir vor sechs Monaten geschrieben haben? Sorry, Kumpel, keine Chance. Das Gute ist, dass der wichtigste Aspekt meiner Arbeit der Song selbst ist und andere Menschen, das heißt meine Kolleginnen und Kollegen im Team, meine Nachlässigkeit in Sachen Organisation ausgleichen.

Auch zu Hause bemühe ich mich wirklich zu tun, was ich tun sollte. Ich möchte nicht, dass Rich die gesamte Hausarbeit allein macht und alles organisieren muss. Das wäre nicht fair. Ich zwinge mich, es besser zu machen, und wenn ich merke, dass sich die Prokrastination einschleicht, registriere ich das, schalte eine Queen-Playlist ein und rücke meinen Fokus zurecht. Ich brauche Strategien, um Dinge erledigt zu bekommen, und die sehen wahrscheinlich ein bisschen anders aus als bei anderen, aber … ich habe inzwischen mehr Kontrolle über meine Handlungen. Was letztlich eine gute Sache ist.

Was helfen könnte

Das Kernproblem von ADHS ist Aufmerksamkeit. Kein Wunder also, dass unser Geist oft von einer Tätigkeit abschweift. Hier geht es nicht darum, dass du dich zwingst, bei der Sache zu bleiben oder von Grund auf zu verändern, wie du funktionierst. Vielmehr sollest du lernen, mit Prokrastination umzugehen.

Es ist kein moralisches Versagen, wenn du dich ablenken lässt. Es ist bloß so, dass dein Geist ein umherstreifender Hippie in einer Welt voller Feldwebel ist. Und das ist in Ordnung. Wenn du das Symptom erkennst und es freundlich behandeln kannst, entwickelst du positivere Gefühle für dich selbst, was dir wiederum helfen wird, wichtige Aufgaben aus einer Haltung des Glaubens an dich selbst statt des Selbsthasses anzugehen.

ERKENNE, WAS GESCHIEHT: Wenn du dein Zimmer aufräumen solltest und stattdessen im Schneidersitz auf dem Boden sitzt und jede Geburtstagskarte liest, die du jemals erhalten hast, mache dir bewusst, was geschieht. *Ich bin gerade ziemlich abgelenkt. Ich widme mich jetzt wieder der eigentlichen Aufgabe und schaue mir die Karten später an.* Mit jedem Mal, bei dem es dir gelingt, dies zu tun, lernst du etwas mehr, deinen Fokus gezielt auf etwas zu richten.

ERLEDIGE DIE WICHTIGSTE AUFGABE ZUERST: Wenn du heute etwas erledigen musst, tue es jetzt. Ich meine es ernst, tue es *sofort*. Lege dieses Buch weg und tue es. Denn für uns gibt es den jetzigen Augenblick und sonst nichts. Koche dir einen Kaffee und erledige die Sache, die du aktuell auf später verschiebst. Je weiter der Tag voranschreitet, desto wahrscheinlicher wird es, dass du etwas auf dem Handy siehst, im Gespräch etwas hörst oder über etwas stolperst, das am Boden liegt, und dich von deiner Tagesmission ablenken könnte.

ERZÄHLE DAVON: Informiere deine Freunde, deine Familie und deine Kolleg*innen darüber, dass du ADHS hast und dich leicht ablenken lässt. Wenn du dich wohl damit fühlst, erlaube ihnen, dich auf eine ruhige und freundliche Weise zur Ordnung zu rufen. Ich weiß nicht mehr, wie oft Rich einfach gesagt hat: »Ich dachte, du schreibst den Song zu Ende« oder etwas in der Art. Das holt mich immer wieder in die Realität zurück. Dann lache ich jedes Mal, und mir wird bewusst, dass das ADHS-Aufgabenvermeidungs-Monster wieder zugeschlagen hat.

SIEH DIE GUTEN SEITEN: Wenn du dein Zimmer aufräumen solltest und stattdessen etwas völlig anderes tust, bringt dir das gar nichts, außer dass du die ursprüngliche Aufgabe aufgeschoben und das Gefühl hast, dich selbst enttäuscht zu haben. Doch wenn du spazieren gehst und dein Gehirn auf einmal zu einer

Geschäftsidee springt, dann ist das definitiv etwas Gutes! Ich habe Ideen, aus denen Platinplatten wurden, auf dem Rücksitz eines Ubers geschrieben. Und unseren ADHD_Love-Account starteten wir, nachdem Rich gesagt hatte, es sei Zeit zu schlafen. Das wollte ich vermeiden, also mussten wir meine Idee noch am selben Abend umsetzen!

»Aha, Aufräumen ist einfach, wenn es bedeutet, dass du dann nicht bei der Bank anrufen musst? Verstehe.«

GESCHRIEBEN VON RICH

So gehe ich eine Aufgabe an, dargestellt in Form einer Gleichung:

(Ich sage, ich werde X tun) + (Ich tue X) = alles ist super

(Ich sage, ich werde X tun) + (Ich tue X nicht) = nicht so super

Worte und Taten waren bei mir immer verknüpft. Wenn ich sage, dass ich das Haus putze, dann kann man das als erledigt betrachten. In dem seltenen Fall, dass ich sage, ich werde etwas tun, und es dann nicht tue, ist das kein gutes Gefühl. Es fühlt sich an, als würde mir etwas entgleiten, als würde ich mit meinem Leben in Rückstand geraten. Ich bin mir nicht sicher, ob das schon eine Spur von Zwanghaftigkeit hat, aber es ist auf jeden Fall ein wenig unangenehm und manchmal auch etwas einschränkend.

Tendenziell vermeide ich, mich schlecht zu fühlen, also erledige ich in 99 Prozent der Fälle, was zu tun ist – sei es die Wäsche, der Hausputz oder der Wocheneinkauf. In meinem Kopf ist das alles sehr strukturiert. Ich dachte wirklich, die meisten Menschen würden so funktionieren, und wenn nicht, betrachtete ich sie als faul oder in anderer Weise als »nicht gut«.

Dann lernte ich Rox kennen. Ihre Aufgabengleichung sieht in etwa so aus:

(Sie sagt, sie wird X tun) + (sie vergisst, X zu tun) + (ihr fällt stattdessen etwas anderes ein, das sie tun könnte) = sie ist sehr zufrieden, bis ihr X wieder einfällt, was furchtbaren Stress in ihr auslöst.

Diese Art, die Dinge anzugehen, ergibt aus meiner Sicht überhaupt keinen Sinn. Zu Beginn unserer Beziehung gingen wir einander deshalb oft ziemlich auf die Nerven.

Hier eine Liste der Sätze, die NICHT ZIELFÜHREND SIND, wenn du erreichen möchtest, dass jemand sich wieder der eigentlichen Aufgabe widmet:

- *Tu's doch einfach! Ich verstehe nicht, warum du es aufschiebst.*
- *Hör auf, die Jacke zu bemalen! Das ist reine Zeitverschwendung.*
- *Du weißt, dass du hinterher in Stress gerätst, wenn du es nicht erledigst. Warum tust du das?*
- *Du wirst dich besser fühlen, wenn du es einfach tust. Komm schon.*
- *Soll ich das für dich übernehmen?*

Ohne dass ich es realisierte, waren diese Taktiken meine Versuche, etwas daran zu ändern, wie Rox Aufgaben bearbeitet. Ich versuchte, auf sie zu projizieren, was für mich funktioniert, statt von ihrem Gehirn und dem, was für sie funktioniert, auszugehen. Das kann sich so anfühlen, als würde man verurteilt, nicht verstanden und müsse sich schämen – und das tat es wohl auch.

Je mehr ich die Augen über sie verdrehte, desto mehr zögerte sie die Erledigung einer Aufgabe hinaus. Je mehr ich ihr sagte, sie solle etwas Bestimmtes einfach tun, desto größer die Wahrscheinlichkeit, dass sie ins Nebenzimmer ging und anfing, etwas zu basteln. Mein Gehirn ist eben ein Feldwebel und das von Rox ein umherstreifender Hippie.

Und dieser Bummelhippie geht nicht nur davon und findet eine andere Tätigkeit, als die Spülmaschine einzuräumen, es kann auch sein, dass er mitten im Gespräch abschweift. Ich kann nicht mehr zählen, wie oft Rox und ich miteinander geredet haben und ich irgendwann bemerkte, wie ihre Augen glasig wurden und sie einen leichten Silberblick bekam – ein sicheres Zeichen dafür, dass ihre Gedanken woandershin gewandert waren.

Anfangs konnte mich das ziemlich aufbringen, besonders wenn ich ihr etwas Wichtiges erzählte. Es war für uns beide unangenehm, wenn sie bemerkte, dass sie auf ihrer Raumfähre weggedriftet war. Um nicht unhöflich zu sein, zwang sie sich, das Gespräch wiederaufzunehmen. Was auch immer sie dachte, für sie wurde es zu einem schambehafteten Geheimnis, das sie für sich behalten musste. Und ich hatte oft das Gefühl, ihr wäre egal, was ich sagte. Man kann jemandes ADHS-Verhalten leicht persönlich nehmen, besonders dann, wenn man nicht weiß, womit man es zu tun hat.

Seit ihrer Diagnose haben sich die Dinge jedoch enorm verändert. Ich betrachte ihr Wegdriften nicht mehr als persönlichen Angriff. Stattdessen spreche ich es – häufig humorvoll – in dem Moment an, in dem es geschieht. Ihr tut es immer leid. Sie erzählt mir von dem verrückten, wunderbaren Ort, an den ihre Gedanken gewandert sind, und dann ist sie wieder ganz bei mir und aufmerksam. Sie muss sich nicht dafür schämen, dass sie weggedriftet ist. Und ich liebe diese Seite an ihr mittlerweile genau wie die, die präsent ist.

Als Antwort auf die Frage »Babe, woran denkst du?« bekomme ich ziemlich coole Antworten:

»Ich schreibe gerade im Kopf ein Weihnachtslied.«

»Ich habe überlegt, ob ich Kunstharz in Regenbogenfarben machen könnte.«

»Ich habe darüber nachgedacht, wie viele Minuten ich im Fitnessstudio aufs Laufband muss, um mir heute Abend ein Curry gönnen zu dürfen.«

Was kann man daran nicht lieben?!

Doch natürlich ist es sowohl in der Liebe als auch im Leben unerlässlich, sich auf eine bestimmte Aufgabe konzentrieren zu können, sei es auf ein wichtiges Gespräch, das Putzen der Wohnung vor dem Umzug oder die Zusammenstellung von Daten für eine Steuererklärung: Menschen müssen in der Lage sein, Dinge zu Ende zu bringen. Obwohl ich weiß, dass der schlendernde Hippie in Rox' Geist immer den idyllischen Umweg nehmen wird, bin ich also stets mit einer Karte zur Stelle, die ihr hilft, den Weg zurückzufinden. Rox braucht etwas mehr Unterstützung, um Dinge erledigt zu bekommen, freundliche Erinnerungen, sich wieder an die eigentliche Aufgabe zu machen und ebenso freundliches Zurückrufen, wenn sie davondriftet.

Einen Menschen mit ADHS und Hang zur Prokrastination unterstützen

Das Gehirn eines Menschen mit ADHS ist bekanntlich ein umherstreifender Hippie. Es anzuschreien, dass es sich wieder auf den richtigen Pfad begeben soll, führt bloß dazu, dass es sich *noch weiter* davon *entfernt*. Es kann frustrierend sein, jemanden dabei zu beobachten, wie er oder sie Aufgaben in einer aus deiner Sicht völlig unsinnigen Weise angeht. Wir müssen uns jedoch immer wieder klarmachen, wie unterschiedlich Gehirne funktionieren können.

Üblicherweise bestehen die meisten Schul- und ersten Arbeitserfahrungen von Menschen mit ADHS darin, dass sie für ihre Art ausgeschimpft oder für ihre mangelnde Konzentrationsfähigkeit verurteilt werden. Das Heilsamste, was wir tun können, ist, ihnen zu erlauben, abzuschweifen. Kein Schimpfen, kein Verurteilen. Wenn etwas wirklich bis zu einem bestimmten Zeitpunkt erledigt werden muss, besprich das ruhig und liebevoll.

RUFE DEINE*N ADHSLER*IN SANFT ZUR ORDNUNG: Ist die Person mit ADHS mitten im Gespräch plötzlich zerstreut oder schaltet manisch auf Aufgabe Y um, wenn sie eigentlich Aufgabe X erledigen soll, sage einfach freundlich: »Du scheinst etwas abgelenkt zu sein. Was passiert gerade bei dir?« Bietest du ihr einen sicheren Raum, um die vielen Rätsel und Reisen ihres Geistes mitteilen zu können, bringt euch das einander näher und sie letztlich wieder zur vorliegenden Aufgabe zurück.

UNTERBRICH NICHT: Falls die betroffene Person an etwas arbeitet, das tatsächlich geplant war, stelle keine Fragen zu irgendetwas anderem. Anderer Input kann Menschen mit ADHS völlig aus der Spur werfen und in eine neue fokussierte Richtung führen, die außerhalb des eigentlichen Fokus liegt. Holen wir das Beste aus den Zeiten heraus, wenn die Hyperfokussierung an genau der richtigen Stelle einsetzt!

SETZE EINE FRIST: Gelingt es Menschen mit ADHS nicht, zu der aktuellen Aufgabe zurückzukehren, weil sie eine andere Sache unbedingt tun *müssen*, kann eine zeitliche Begrenzung sehr hilfreich sein. Ob es fünf Minuten sind, um alle jemals erhaltenen Geburtstagskarten durchzulesen, oder fünf Minuten, um zu recherchieren, welche Teile von *The Blindside* auf wahren Begebenheiten beruhen – die Zeit zu begrenzen, in der sie abschweifen dürfen, kann sehr sinnvoll sein.

SEI NEUGIERIG: Nur weil der Mensch mit ADHS einer Aufgabe aus dem Weg zu gehen scheint, bedeutet dies nicht, dass der Umweg, den sein Gehirn nimmt, sinnlos ist. Einerseits gibt es nicht viel nachzufragen, wenn er oder sie ein Zimmer putzen sollte und sich stattdessen in einem anderen Zimmer durch die Kramschublade wühlt. Aber wenn sein Geist abgeschweift ist, um eine kreative oder geniale Idee zu erforschen, höre sie dir an. Einige der berühmtesten Schöpfer und Erfinder hatten ADHS. Vergiss also nicht, dass manche Ablenkungen von Aufgaben zu revolutionären Ideen führen können.

SYMPTOM NUMMER ACHT: PROBLEME MIT DER »OBJEKTKONSTANZ«

AKA: »Oh Mann, tut mir voll leid! Ich dachte, ich hätte darauf geantwortet!«

GESCHRIEBEN VON ROX

Ich bin in einer Zeit aufgewachsen, in der noch nicht alle ein Handy hatten. Jap, jetzt weißt du, wie alt ich bin. Bitte denk dran, jede Geschichte hat zwei Seiten, und die andere Seite *dieser* Geschichte ist die Botoxspritze, die ich zweimal im Jahr in einer Klinik in der Harley Street bekomme …

In einer Welt ohne Handys lebten Freundschaften von der räumlichen Nähe:

- Quatschen im Matheunterricht in der letzten Reihe
- Jungen und Mädchen hinter dem örtlichen Jugendclub küssen
- Versuchen, als unter Achtzehnjährige Alkohol zu kaufen
- Komasaufen mit Wodka und als Alkoholleiche im Park liegen

Das ist die Basis wahrer, ehrlicher Freundschaft … Jemals vor deinen Eltern behauptet, du würdest bei einem Freund oder einer Freundin übernachten, der oder die dasselbe andersherum getan hat, und dann habt ihr die ganze Nacht zusammen auf der Parkbank gesessen und Cider getrunken? Das schweißt zusammen.

Natürlich hielten wir den Kontakt gelegentlich über uralte Festnetztelefone, aber meistens waren Freunde und Freundinnen die Menschen, die man tatsächlich jeden Tag sah. Ich hatte auf der weiterführenden Schule und dem College die ganze Zeit einen engen Freundeskreis, aber als wir achtzehn wurden, trennten sich unsere Wege. Ein wenig wie in dem besten Ed-Sheeran-Song, der je geschrieben wurde …

Ein paar blieben in unserer Heimatstadt und bekamen früh Kinder.

Manche heirateten (und ließen sich scheiden).

Einer ging in die Lehre und gründete seine eigene Firma.

Ein paar gingen auf die nahe gelegene Uni.

Ein paar gingen auf eine weiter entfernte Universität.

Einige zogen in andere Länder auf der Suche nach neuen Gefilden.

Einer starb mit neunzehn …

Ich begann ein Studium. Als Lehrerkind und vermeintlich »begabtes Kind« hatte ich im Grunde keine andere Wahl. Die University of Warwick hatte mich angenommen, eine der, so versicherte man mir, *besten Universitäten des Landes.* Im selben Monat, in dem ich neunzehn wurde, packten meine Eltern und ich all mein Hab und Gut in den Kofferraum meines Vaters und er fuhr mich die drei Stunden zu meinem ersten eigenen Zuhause: das Universitätsgebäude, in dem ich die kommenden drei Jahre meines Lebens damit verbringen würde zu trinken, Sex zu haben und Vorlesungen zu verpassen ... Eine erstklassige Ausbildung.

Ich hatte jedoch nicht damit gerechnet, wie schwierig es sein würde, diese »Wir werden für immer befreundet sein«-Freundschaften von zu Hause aufrechtzuerhalten. Die Menschen, mit denen ich aufgewachsen war, an denen mir sehr viel lag und die mich am besten kannten, hörten für mich quasi auf zu existieren. Was ich unmittelbar vor mir habe, fesselt mich so vollkommen, dass alles andere zu einer fernen Erinnerung wird. Meine Aufmerksamkeit ist wie eine Taschenlampe: ein sehr heller, fokussierter Lichtstrahl. Wenn sie sich auf etwas richtet, wird dies in jeder Facette ausgeleuchtet. Aber sie kann sich jeweils nur auf eine kleine Sache konzentrieren. Alles außerhalb des Lichtstrahls? Wird von der Dunkelheit verschluckt.

Überkamen mich schmerzhafte Einsamkeit und Nostalgie, meldete ich mich – eine Facebook-Nachricht hier, das Versprechen, sich an Weihnachten in einem Pub zu Hause zu treffen, dort – aber es genügte nicht. Die Freundschaften in meiner Heimatclique wurden enger, und die anderen blieben trotz der Entfernung in Kontakt, aber ich wurde irgendwie weggespült. Irgendwann kam ich mit meiner zunehmenden Traurigkeit und Scham nicht mehr zurecht. Was tat ich also? Ich trank, um zu vergessen, und stürzte mich mit Haut und Haar in das neue Studierendenleben.

Entschuldigungen und Ausreden belasteten meine alten Freundschaften. Ich wollte nicht, dass die Leute glaubten, sie wären mir egal, aber ich hatte keine Sprache, um zu erklären, was geschah. Was blieb, war mein Verhalten, das auf sie so wirkte, als wäre ich weitergezogen und hätte meinen engsten Freundeskreis vergessen.

Es tut mir so leid, jetzt erst gesehen. Wieder so eine Facebook-Nachricht. Ich muss diese Entschuldigung zwanzig Mal verschickt haben. Irgendwann wurden die Schamgefühle über meine Kommunikationsunfähigkeit zu stark und ich hörte auf, es noch zu versuchen. »Wenn sie mich sowieso für einen unverschämten, schlechten Menschen halten, kann ich es genauso gut auch sein«, dachte ich. Ach, könnte ich nur zurückgehen und ihnen sagen, wie viel sie mir bedeuteten, wie schwer mir aber digitale Kommunikation fällt, dann hätte ich jetzt, in meinen Dreißigern, vielleicht mehr als eine Jugendfreundin.

(Nicki, wenn du das liest: Ich habe dich nicht verdient. Deine Entschlossenheit, unsere Freundschaft aufrechtzuerhalten, hat mein Leben auf eine Weise verändert, wie du es dir nicht vorstellen kannst. Danke. Du bist ein wunderbarer, liebenswerter Mensch und es ist ein Riesenglück, dich zur besten Freundin zu haben.)

Ich war 24, als ich meine erste Hochzeitseinladung verpasste, einfach weil ich die Einladung nicht öffnete – und dementsprechend auch nicht las. Ich erinnere mich an die furchtbare Scham, als ich irgendwann auf Facebook sah, dass meine beste frühere Freundin an diesem Tag heiratete. Und ich war nicht dort. Ich schrieb ihr eine Entschuldigung und versuchte verzweifelt, meinen Selbstekel auszudrücken, weil ich alles im Vorfeld der Hochzeit und den großen Tag selbst verpasst hatte und weil ich ihr damit unglaublich wehgetan haben musste. Nachvollziehbarerweise war das natürlich nicht genug und kam zu spät. Es war ihr Tag. Sie hatte mein Selbstmitleid nicht verdient, genauso wenig wie die Ausreden für meine Abwesenheit.

Diese Tage bedeuteten das Ende vieler meiner Jugendfreundschaften. Wie erwähnt waren wir eine ziemlich eng verbundene Clique; eine Hochzeit zu verpassen, war deshalb eine Art Todsünde. Diese Freundschaften zu verlieren, tat unglaublich weh, und ich konnte niemandem außer mir selbst die Schuld dafür geben. Mein Selbstbild als schlechter, selbstsüchtiger Mensch wurde dadurch noch verstärkt. Ich war überzeugt davon, dass mir keine Freundschaften zustanden, dass jeder engere Kontakt, den ich knüpfte, wieder verschwinden würde. Und das wurde zu einer sich selbst erfüllenden Prophezeiung.

Als meine Zwanziger voranschritten und Messaging-Dienste wie WhatsApp üblich wurden, verschlimmerte das meine Probleme noch. Natürlich spielte die schiere Menge Alkohol, die ich täglich trank, nur um irgendwie die Tage zu überstehen, ebenfalls eine Rolle. Trinken war ein Weg, um den Schmerz meines Versagens zu lindern. Ich konnte all die verlorenen Freundschaften vergessen, die gescheiterten Beziehungen, das nicht erfüllte Potenzial ... Nach nur drei Drinks wurde ich ruhiger und war vollkommen im Hier und Jetzt – egal, welche selbstzerstörerische Aktion an diesem Abend auf dem Programm stand. Natürlich nur, bis ich aufwachte – verkatert, in heruntergekommenen Umgebungen – und mich noch schlechter fühlte ... Woraufhin der Kreislauf erneut begann.

Als ich den Begriff »Objektkonstanz« das erste Mal hörte und von den Problemen, die Menschen mit ADHS damit haben, weinte ich wie ein Baby. Dieses einfache Wort bedeutete, dass ich nicht der schlimmste Mensch aller Zeiten bin, sondern dass ich mit ADHS Mühe habe, mich an Dinge zu erinnern, die sich nicht unmittelbar vor meiner Nase befinden.

Das ist das »Aus den Augen aus dem Sinn«-Phänomen. Wenn sich jemand nicht physisch vor mir befindet, fällt es mir unheimlich schwer, nicht zu vergessen, dass es ihn oder sie überhaupt gibt. Sind wir zusammen, können wir Augenblicke starker Verbundenheit und jede Menge Spaß erleben, aber sobald das vorbei ist? Kann ich mich weder an diese Gefühle noch an unsere Verbindung erinnern. Solange ich dich nicht sehe, vergesse ich, dass du existierst. Klingt ziemlich egozentrisch, oder? Und das ist es wahrscheinlich auch. Diesen Teil von mir wollte ich unbedingt ändern. Er hat mich schlaflose Nächte und so starke Schuldgefühle gekostet, dass ich mich selbst verletzte. Ich möchte nicht, dass jemand anderes genauso leidet.

Seit meiner ADHS-Diagnose bin ich nicht besser darin geworden, per Telefon mit Menschen in Kontakt zu bleiben. Aber ich habe das Selbstvertrauen gewonnen, die Leute wissen zu lassen, dass ich Schwierigkeiten mit der Kommunikation habe. Das klingt dann beispielsweise so:

»Hey! Es fällt mir sehr schwer, den Kontakt über Nachrichten zu halten. Ich würde total gern einen Kaffee mit dir trinken und mich persönlich unterhalten. Vielleicht finden wir dafür einen Termin?«

Ich bin ehrlich, weil ich mich nicht mehr schäme. Es ist in Ordnung, dass ich Probleme mit dem Beantworten von Nachrichten habe. Ich habe jede Menge großartiger Fähigkeiten; außerdem ist es sowieso besser, sich von Angesicht zu Angesicht auf den neuesten Stand zu bringen! Die Leute nehmen eine Bitte dieser Art immer wohlwollend auf und wie sich herausstellt, haben viele meiner Freund*innen ähnliche Gehirne und wir können gemeinsam darüber lachen. Häufig schicken wir uns Nachrichten mit dem Disclaimer »Keine Antwort vor 2026 erwartet«, sodass sich niemand von uns unter Druck gesetzt fühlt!

Will man zeigen, dass einem jemand wichtig ist, ist die gesellschaftliche Erwartung, dass man die ganze Zeit miteinander in Kontakt steht und verfügbar ist. Bei mir ist es aber anders. Ein gelegentlicher Videocall oder eine Nachricht sind ganz schön, aber ich ziehe es definitiv vor, mich mit Menschen zu treffen. Seit meiner Diagnose habe ich mich bei einigen der Freund*innen gemeldet, die aus meinem Leben verschwunden waren, weil ich ihre Nachrichten nicht beantwortet hatte. Ich entschuldigte mich ehrlich für mein Verhalten und verpflichtete mich, es in Zukunft besser zu machen. Das war etwas anderes als das für mich nicht einhaltbare Versprechen, jede Nachricht zeitnah zu beantworten. Das hatte ich vorher schon einmal probiert und unweigerlich wieder jemanden enttäuscht. Diesmal war es der aufrichtige Wunsch, auf eine Art und Weise mit ihnen in Verbindung zu bleiben, die ich tatsächlich bewältigen konnte. Jeder Freund und jede Freundin, bei dem oder der ich mich – teilweise nach Jahren – gemeldet hatte, hat mich mit offenen Armen empfangen und unheimlich viel Verständnis dafür gezeigt, wie die Dinge gelaufen sind. Dafür bin ich unglaublich dankbar.

Was helfen könnte

Erinnerungen in meinem Kalender, Freund*innen zu schreiben, Versprechen, in Zukunft besser zu kommunizieren und eine weitere Entschuldigung … Es ist an der Zeit, diesen Teufelskreis zu durchbrechen. Wir haben Schwierigkeiten mit konstanter, strukturierter Kommunikation – und das ist in Ordnung. Die folgenden Tipps werden dir nicht beibringen, wie du all die merkwürdigen kommunikativen Erwartungen dieser Welt erfüllst. Stattdessen werden sie dir helfen, denen, die dir am Herzen liegen, deine innere Welt zu zeigen. Ihnen zu erklären, dass Kommunikation für dich schwierig sein kann, und Wege zu finden, deine Beziehungen aufrechtzuerhalten. Stehst du ehrlich dazu, wer du bist, vertieft das jede Beziehung stärker, als es pünktliche Antworten auf Nachrichten je könnten.

MACHE DIR KLAR, DASS ES OKAY IST: Ich möchte, dass du ganz tief in deinem Inneren weißt: Du musst nicht gut darin sein, auf Nachrichten zu antworten, um geliebt zu werden. Du bist kein schlechter Mensch, weil du vergisst, Leuten zu antworten, egal, wer es ist. Es ist in Ordnung, ein anderes Medium als Textnachrichten für Freundschaften zu bevorzugen.

SEI EHRLICH: Wir müssen nicht gut im Nachrichtenschreiben sein, um Freundschaft zu verdienen, aber wir müssen ehrlich sein. Wegen der sozialen Normen rund um die Kommunikation kann es sich für die andere Person wie eine Zurückweisung anfühlen, wenn wir nicht auf ihre Nachrichten antworten, und das wollen wir vermeiden. Erzähle deinen Freund*innen und deiner Familie, dass dir häufiges Kommunizieren über das Telefon schwerfällt, dass es nichts damit zu tun hat, wie wichtig sie dir sind, und bitte sie, gemeinsam einen Plan zu erarbeiten, mit dem beide Seiten zufrieden sind. Beispielsweise könntet ihr einen Videocall zu einer vereinbarten Zeit oder ein persönliches Treffen ausprobieren.

UNTERBRICH DIE SPIRALE DER SCHAM: Eine zu späte Antwort auf eine Textnachricht ist keine große Sache. Aber wenn du zwei Wochen lang nicht reagierst, dein Freund oder deine Freundin nachhakt und du auch diese Nachricht ignorierst, weil du dich so sehr schämst, dann gräbst du dir selbst eine ziemlich große Grube voller schlechter Gefühle! Falls du momentan in dieser Situation bist, ist es an der Zeit, die Spirale der Scham zu unterbrechen. Atme tief durch und schicke der Person, um die es geht, eine Text- oder Sprachnachricht. Du könntest beispielsweise Folgendes sagen: »Es tut mir so leid. Die Kommunikation über das Handy fällt mir ziemlich schwer. Es tut mir leid, dass du dadurch den Eindruck bekommst, du seist mir nicht wichtig oder ich würde dich ignorieren. Ich habe damit wirklich große Mühe und würde mich gern persönlich mit dir treffen. Was hältst du davon?« Ein Freund oder eine Freundin werden dich nicht verurteilen und dir mit Mitgefühl begegnen.

LIES KEINE NACHRICHT, AUF DIE DU NICHT ANTWORTEN KANNST: Das ist auf keinen Fall ein Allheilmittel und ich selbst mache es auch oft falsch, lese eine Nachricht und vergesse dann, zurückzuschreiben. Der Pechvogel, den es erwischt, kann Rich sein, mein Vater oder eine*r meine*r besten Freund*innen. Dieser kleine Trick jedoch, in Kombination damit, dass diese Menschen um meine Kommunikationsprobleme wissen, hat geholfen. **Lies keine Nachricht, auf die du nicht antworten kannst.** Öffne die SMS oder WhatsApp-Nachricht nur, wenn du den Kopf frei hast, um sofort zu antworten. Ansonsten bleibt die Benachrichtigung als kleine Erinnerung stehen, falls du später vergisst, dass du eine Nachricht bekommen hast. Eine ungelesene Nachricht bereitet mir weniger Stress, als wenn ich mich irgendwann plötzlich erinnere, dass ich eine gelesen und dann vergessen habe.

»Es ist achtzehn Stunden her, seit ich das letzte Mal von dir gehört habe. Ist alles in Ordnung?«

GESCHRIEBEN VON RICH

Hi, Süße, wollte dir nur sagen, dass ich dich liebe! Wann bist du zu Hause, damit ich Abendessen kochen kann? XX

GELESEN

Vier Stunden später. Immer noch nichts gehört …

Ist alles in Ordnung?

Hat sie sich verletzt?

Liebt sie mich nicht mehr?

Hat sie jemand anderes kennengelernt?

Mir ist klar, dass ich schwarzmale … Aber warum antwortet sie nicht? Selbst wenn nichts Schlimmes passiert ist, würde ich gern wissen, wann wir zu Abend essen. Das ist nicht nett.

Was du gerade gelesen hast, war eine Situation, in der ich mich vor Rox' Diagnose, und nachdem die erste Verliebtheitsphase vorbei war, ziemlich häufig befand. Vermutlich hatte Rox eine Zeitlang einen Hyperfokus auf mich. Inzwischen haben sich ihre Kommunikationsgewohnheiten völlig verändert. Anfangs waren wir praktisch ständig in Kontakt, nun konnten Stunden vergehen, bis sie antwortete. Das geschah häufig, wenn sie bei der Arbeit war, und es machte mich unglaublich nervös.

Für mich war es schon immer leicht, Kontakt zu Menschen zu halten, die ich mag. Ob ich meinen Bruder über WhatsApp frage, was es Neues gibt, mit meinem in Spanien lebenden Vater Online-Videospiele zocke oder mich bei meinen Kindern melde, wenn wir nicht zusammen sind – ich muss mir dafür keine besondere Mühe geben.

Dass Rox mich stundenlang warten ließ, nachdem sie meine Nachrichten gelesen hatte, triggerte meine eigenen Ängste. Ich sagte ihr sehr ehrlich, was ich in dieses Schweigen projizierte. Ihr tat es jedes Mal sehr leid, und sie versprach, es beim nächsten Mal besser zu machen. Ich merkte, dass es ihr Kummer bereitete, wie sehr mich das aufwühlte, und einige Tage lang verbesserte sich ihr Verhalten tatsächlich. Am Ende kehrte sie aber jedes Mal wieder zu ihrer unbeständigen Art der Kommunikation zurück.

Die *einzige* Geschichte, die aus meiner Perspektive Sinn ergab, war, dass ich ihr im tiefsten Inneren gleichgültig war. Schließlich ist es kein großes Ding, jemandem, den man liebt, eine Nachricht zu schicken – vor allem, wenn derjenige einem gesagt hat, wie wichtig ihm das ist, oder?

Ich bin mir nicht sicher, ob wir unsere unterschiedlichen Kommunikationsgewohnheiten ohne Rox' Diagnose als Paar überstanden hätten. Erst danach verstand ich, dass es nichts mit mir zu tun hat. Es war nichts Persönliches, sondern ein Symptom eines neurodivergenten Gehirns. Ich drehte mich also um hundertachtzig Grad: Ich übernahm wieder das Ruder, was meine Emotionen anging, und projizierte nicht mehr meine eigenen Unsicherheiten in die fünf Stunden, die ich auf eine Antwort warten musste. Stattdessen entschied ich mich für Vertrauen.

Dadurch habe ich alle Erwartungen an Rox, antworten zu müssen, aufgegeben. Ich habe ihr gesagt, dass es vollkommen in Ordnung ist, wenn sie es vergisst, dass ich damit zurechtkomme und dass sie sich nur melden – anrufen oder schreiben – soll, wenn es um irgendetwas Wichtiges geht, das ich wissen sollte. Nie im Leben habe ich eine solche Erleichterung beobachtet wie bei Rox, nachdem ich das gesagt hatte. Ich sah, wie ihre Schultern buchstäblich nach unten sanken, nachdem sie dreißig Jahre lang versucht hatte, etwas in den Griff zu bekommen, wofür ihr Gehirn schlicht nicht gemacht war.

Ich erwarte keine Nachrichten von ihr, wenn sie arbeiten ist oder sich auf irgendetwas anderes konzentriert. Ich weiß, wenn sie nach Hause kommt, habe ich ihre volle Aufmerksamkeit, und kann mir anhören, wie ihr Tag war und umgekehrt. Wir haben hart daran gearbeitet, dass sie die Schamgefühle und den Druck, den sie empfand, weil sie Schwierigkeiten mit der digitalen Kommunikation hat, loswurde. Und ich habe zu schätzen gelernt, auf welche anderen Arten und Weisen sie mir gegenüber Liebe und Dankbarkeit ausdrückt. Das Lustige ist, seit wir offen über all das gesprochen haben und damit der Druck auf sie wegfällt, ist die Wahrscheinlichkeit viel höher, dass sie mir in der Mittagspause schreibt, um mir zu sagen, dass sie an mich denkt! Ohne Scham und Druck kann sie sie selbst sein und kommunizieren, wann immer sie es möchte.

Einen Menschen mit ADHS bei Schwierigkeiten mit der Objektkonstanz unterstützen

Beziehungen sind keine Einbahnstraße. Fällt einer Person die Alltagskommunikation leicht und einer nicht, zerrt ihr in zwei verschiedene Richtungen. Der Trick ist, nicht das eine oder andere als richtig oder falsch anzusehen, sondern beides als gleichermaßen berechtigt.

Der ADHS-Mensch, mit dem du es zu tun hast, hat wahrscheinlich sein Leben lang seine Kommunikationsschwierigkeiten verborgen, und trotz größter Mühen sind seine Beziehungen zerbrochen. Wir wollen nicht, dass er besser im Nachrichtenschreiben wird, sondern dass er sich ermutigt fühlt, ehrlich über seine Bedürfnisse zu sprechen. Andersherum sollten wir selbst genauso aufrichtig sein.

SEI EHRLICH: Es ist wichtig, dass du der Person mit ADHS erklärst, dass es sich für dich anfühlen kann, als wärst du ihr egal, wenn du keine Antwort bekommst, und dass deine Bedürfnisse auch zählen. Du musst von ihr hören, dass sie dich wirklich liebt; andererseits musst du verstehen, dass digitale Kommunikation ein Bereich ist, der ihr nicht leichtfällt.

NIMM DEN DRUCK RAUS: Sage der betroffenen Person, dass du nicht erwartest, dass sie sich meldet, wenn sie mit etwas anderem beschäftigt ist, und es vollkommen in Ordnung ist, wenn sie dir nicht schreibt. Wenn sie mag, darf sie das natürlich tun! Mache deutlich, dass du, wenn du wegen etwas Dringendem anrufst oder textest, erwartest, dass sie für dich da ist. Aber versichere ihr auch, dass tägliches Geplänkel nicht nötig ist, damit du sie liebst. Gib ihr die Freiheit, dort zu sein, wo sie im Augenblick ist.

PLANT GEMEINSAM: Wenn häufiges Texten nicht die Art und Weise sein soll, wie ihr einander eure Liebe zeigt, was könnte es stattdessen sein? Überlegt euch, wie ihr schöne Momente verbringen könntet, in denen ihr eure Liebe zueinander wirklich spüren könnt. Menschen mit ADHS sind eine fantastische Gesellschaft; spannende gemeinsame Aktivitäten zu planen, ist daher eine tolle Möglichkeit, eure Verbundenheit zu pflegen.

ANRUFEN IST IMMER EINE OPTION: Manchmal benötige ich relativ dringend eine Antwort von Rox. In diesen Fällen rufe ich sie an. Geht sie nicht ans Telefon, schicke ich ihre eine Nachricht, in der steht: »Ich müsste nur XYZ wissen. Ruf mich zurück, wenn du Zeit hast.« Und sie meldet sich immer, sobald sie kann.

SYMPTOM NUMMER NEUN: ORIENTIERUNGSSINN? FEHLANZEIGE

AKA: »Tut mir leid … Kannst du mir den Weg noch mal erklären? Langsam?«

GESCHRIEBEN VON ROX

In unserem aktuellen Haus leben wir seit fast drei Jahren.

Trotzdem nehme ich nach wie vor regelmäßig den falschen *Weg* zum Supermarkt.

Einen Weg, den ich buchstäblich Hunderte Male gegangen bin …

Willkommen in meiner Welt ohne Orientierungssinn.

Für mich sind mündliche Wegbeschreibungen Kauderwelsch, Google Maps ist ein verdammter Lügner und Züge fahren immer in die falsche Richtung. Aber … fragst du mich nach der Stelle, an der die Bude stand, die ich als Kind im Sommerferienlager gebaut habe, könnte ich dich mit verbundenen Augen dorthin führen. Es ist, als wären bestimmte Orte mit einer Klarheit in mein Gehirn eingebrannt, über die sich die Streitkräfte freuen würden. Und alles andere? Ein Wirrwarr aus Links und

Rechts, falschem Abbiegen, neuen Orten und Überforderung. Wenn ich versuche, irgendein Ziel zu finden, endet es meist damit, dass ich weinend auf irgendeinem Bürgersteig stehe oder die dritte Person am Stück nach demselben Weg frage.

Ich verirre mich also ständig. Und das kann eine ziemlich traumatische Erfahrung sein.

Beispielsweise bekam ich vor ein paar Jahren eine Nachricht von einem Freund. Er war bei einer Silvesterparty gewesen, die aus dem Ruder gelaufen ist. So sehr, dass er irgendwann einen sehr tiefen Schnitt im Daumen hatte und man im Krankenhaus über Amputation sprach. Er war ein großartiger Pianist, diese Vorstellung war also entsetzlich für ihn.

Weil ich seit Kurzem keinen Alkohol mehr trank und mein Silvesterabend daher so wenig Rock'n'Roll war wie noch nie (ich machte mir auf Netflix ein Kaminfeuervideo an und ging vor zehn Uhr ins Bett), war ich am Neujahrsmorgen früh wach und in der Lage, nach London in das Krankenhaus zu fahren, in dem er lag.

Er schickte mir die Adresse und ich machte mich auf den Weg.

Es gelang mir, ohne Probleme den Zug nach London zu erwischen. Das hatte ich schon viele Male zuvor getan und die Strecke war mir vertraut. Doch als ich am Bahnhof in den Bus zum Krankenhaus stieg, wie Google Maps es mir vorgeschlagen hatte, setzte die Angst ein.

Sobald ich abseits der gewohnten Piste bin oder irgendwo, wo ich nie zuvor war, werde ich von einem Gefühl absoluten Verlorenseins und von Hoffnungslosigkeit überwältigt. Zu viele Eindrücke. Und damit setzen die Sorgen ein.

Was, wenn ich an der falschen Haltestelle aussteige?

Was, wenn ich sein Zimmer nicht finde?

Was, wenn ich ankomme und er verlegt wurde?

Wie sieht es aus mit Besuchszeiten?

Zum Glück haben mir Google Maps und die Namen der Bushaltestellen geholfen, das Krankenhaus zu erreichen. Aber weil ich dafür so viel Energie aufwenden musste, war ich ausgelaugt und mein Stresslevel hoch. Ich begann zu schwitzen. Und hatte nun eine noch größere Aufgabe vor mir: Ich musste in dem Labyrinth dieses Krankenhauses meinen Freund finden.

Zu meiner völligen Verzweiflung fand ich nicht einmal die Rezeption.

Ich ging hinten um das Krankenhaus herum, meine Hände hielten zitternd das Handy, auf das ich in dem Versuch starrte, seiner Position näherzukommen. Doch irgendwie entfernte ich mich mit jeder Biegung, die ich nahm, von ihm.

Schließlich fand ich einen Eingang … Aber auf dem Schild stand *Onkologie*. Das war nicht richtig. Ich lief so schnell ich konnte und hielt nach weiteren Schildern Ausschau. Auf allen standen lange medizinische Begriffe, die mir nichts sagten. Auf keinem von ihnen stand etwas von Rezeption oder der Information, die ich eigentlich brauchte: *Zu deinem Freund geht es hier entlang* – mit einem RIESIGEN Pfeil.

Ich lief eine halbe Stunde durch das Krankenhaus, bis die Überforderung einsetzte. Ich spürte die vertraute Hoffnungslosigkeit, mein Herz raste und der Schweiß lief mir über das Gesicht. Irgendwann irrte ich weinend durch die Krankenhausflure. Ein Hausmeister sprach mich an und fragte, ob alles in Ordnung sei.

Ich kam mir absolut albern vor, an einem Ort zu weinen, an dem so viele Menschen ernsthaft krank waren.

An dem Menschen starben.

Auf der Krebsstation, wo Familienmitglieder sich von ihren Lieben verabschiedeten.

Dort stand ich und brach zusammen, weil ich keine Karte lesen konnte.

Der Hausmeister erklärte mir den Weg zur Rezeption und ein paar Minuten später war ich wieder auf der richtigen Spur. Ich atmete einige Male tief durch, um mich zu beruhigen. Schließlich wollte ich für meinen Freund da sein. Am Ende musste ihm nicht der Daumen amputiert werden. Und bis heute spricht er davon, wie viel es ihm bedeutet hat, dass ich ihn besucht habe. Er hat nie erfahren, wie schwierig es für mich war, dorthin zu gelangen.

Wenn ich eine Strecke kenne, wenn ich sie vorher schon einmal genommen habe, ist alles in Ordnung. Beispielsweise fällt es mir superleicht, aus unserem Haus in Sevenoaks nach London zu gelangen: Ich kenne den Weg in- und auswendig. Ich kann ihn mir lebhaft vorstellen, kenne die Abfahrtszeiten der Züge, weiß, auf welchem Bahnsteig ich stehen und welchen Ausgang ich am Bahnhof London Bridge nehmen muss, wenn ich mir vor der Arbeit einen Kaffee holen möchte.

Routine und Wiederholung sind meine Freunde. Aber sobald ich ein ungewohntes Ziel finden muss? Ist alles möglich. Es ist, als würde ich eine andere Welt sehen als die meisten übrigen Menschen. Diese bewegen sich mit einer Leichtigkeit zwischen Orten hin und her, die ich nur habe, wenn ich irgendwo unterwegs bin, wo ich mich hundertprozentig auskenne.

Ich übersehe Schilder, überlese Hausnummern, und oft endet es damit, dass ich irgendwo weinend auf der Straße stehe.

Und nun betritt Rich, das menschliche Navi, die Bühne. Er fährt einmal irgendwohin und dann kennt er den Weg. Er hört sich eine lange Wegbeschreibung an und kann alles behalten. Er verlässt NIE unser Haus und nimmt den falschen Weg zu Tesco. Die Tatsache, dass wir uns auf eine völlig gegensätzliche Art und Weise durch die Welt bewegen, unterstreicht, was für ein Problem Orientierung für mich ist.

Als ich meine ADHS-Diagnose bekam und von den damit einhergehenden Orientierungsschwierigkeiten erfuhr, war ich nicht plötzlich in der Lage, überall den richtigen Weg zu finden. Aber es nahm mir die Scham, die ich deswegen verspürt hatte.

Mich ständig zu verlaufen, keine Karten lesen zu können, immer zu spät zu kommen und weinend irgendwo auf der Straße zu stehen … Die einzige Erklärung, die ich dafür gehabt hatte, war, dass ich eine vollkommene Idiotin war. Dumm. Nichtsnutzig. Wenn du dich täglich innerlich auf diese Weise anschreist, verstärkt das den Stress, den du ohnehin schon empfindest – wodurch es dir natürlich noch schwerer fällt, Wege zu finden!

In diesem Fall bedeutete die Diagnose, dass ich nicht mehr allein leiden muss. Dass ich eine Sprache habe, um zu beschreiben, was mit mir passiert. Wenn ich heute an der falschen Station aus dem Zug steige oder mit der U-Bahn in die falsche Richtung fahre oder ein Gebäude nicht finde, rufe ich Rich an. Er beruhigt mich, erinnert mich daran, durchzuatmen, und aktiviert dann seine übermenschlichen (oder auch einfach nur neurotypischen) Orientierungsfähigkeiten, um mir zu helfen, den Weg zu finden.

Er begegnet meinen Schwierigkeiten mit bedingungsloser Liebe, Akzeptanz und Unterstützung. Das erleichtert es mir, viel häufiger um Hilfe zu bitten, als ich es früher getan habe. Langsam wird der Schleier der Scham gelüftet … Und wer hätte es gedacht? Ich werde ein wenig besser darin, dorthin zu gelangen, wo ich ankommen möchte. Ich nehme nach wie vor den falschen Weg zum Supermarkt. Aber dann lachen wir beide und korrigieren meinen Kurs. Kein Grund, sich zu schämen.

Was helfen könnte

Verlasse einfach nicht das Haus. Niemals. Problem gelöst. Oh, ich wünschte, es wäre so einfach! Aber wir müssen oft an Orte, die wir noch nicht kennen, und die Wahrheit ist nun mal, dass wir uns dann mit großer Wahrscheinlichkeit verirren und überfordert fühlen. Akzeptieren wir diese Tatsache, statt dagegen anzukämpfen, besteht die Chance, dass unsere Strecken von A nach B etwas einfacher werden.

Wenn ich sage: »Akzeptiere, wie du tickst«, meine ich nicht: »Ach, wegen meiner ADHS habe ich nun einmal fürchterliche Orientierungsschwierigkeiten.« Ich meine nicht, dass du alles darauf schieben und nichts verändern sollst. Ich meine, dass du dich radikal und voller Liebe akzeptieren musst. Das bedeutet, dass du beispielsweise sagen könntest: »Ich habe Probleme, mich an neuen Orten zurechtzufinden, und fühle mich dann extrem überfordert! Das ist eines meiner ADHS-Symptome und ich brauche deshalb mehr Unterstützung und Geduld.«

VISUELLE ANHALTSPUNKTE: Google Maps oder auch sehr gute verbale Wegbeschreibungen von einer fremden Person bringen es einfach nicht. Was wirklich hilft, sind visuelle Hinweise. Lasse dir Orientierungspunkte beschreiben – Namen von Pubs, Farben von Gebäuden –, und wenn möglich, lass dir ein Foto von deinem Ziel geben. In dem Augenblick, in dem du dein Ziel siehst, verschwindet die Nervosität irgendwie, denn dann kannst du den Weg viel leichter nachvollziehen.

BERUHIGE DICH, WENN DU VERWIRRT BIST: Wenn du dich verirrt hast und merkst, wie die ADHS-Überforderung einsetzt (für mich fühlt es sich ein wenig wie eine Panikattacke an), lege eine Pause ein. Wenn du kurz davor bist, in Tränen auszubrechen, findest du gar nichts. Suche dir eine Bank, setze dich hin und atme tief durch, bis du ruhiger geworden bist. Alles in dir wird weiterwollen, um schnell dein Ziel zu finden und deine Verspätung zu verringern – tue es trotzdem nicht: Ich verspreche dir, wenn du einmal richtig weinst und einige Male tief durchatmest, orientierst du dich danach wie ein Profi.

PLANE WEGE: Eine Route am Abend zuvor zu planen, hilft dir, den Weg zu visualisieren und die Nervosität zu verringern. Kenne beispielsweise die Endstation deines Zuges, dann weißt du, wonach du auf der Anzeigetafel Ausschau halten musst. Mache dir vorher bewusst, welche Linie du benutzen musst. Finde vorab heraus, ob es sich um das Hauptgebäude des Krankenhauses handelt oder du einen anderen Eingang nehmen musst. Je mehr Informationen du sammeln und dir in die Notizenapp schreiben kannst, bevor du aufbrichst, desto besser vorbereitet bist du und desto geringer ist die Gefahr eines Nervenzusammenbruchs.

BITTE UM HILFE: Wenn du zu einem Meeting gehst, zu einem Vorstellungsgespräch oder zu einem Treffen mit einem Freund oder einer Freundin und du Schwierigkeiten hast, den Ort zu finden, rufe an. Es ist vollkommen in Ordnung, nach Wegbeschreibungen mit Orientierungspunkten zu fragen und die Menschen wissen zu lassen, dass dir Orientierung nicht leichtfällt. Wenn du um Hilfe bittest, bedeutet dies, dass du dich nicht ganz so allein fühlen musst, und häufig hilft schon eine einfache Anleitung und du bist wieder auf dem richtigen Weg. Und das Coole ist: Habe ich in letzter Zeit gefragt, war die Antwort so oft: »Oh ja, das ist wirklich schwer zu finden.« Das ist für mich immer ein Schock. Vielleicht bin ich gar nicht wirklich dumm …

»Du gehst in die falsche Richtung. Schon wieder!«

GESCHRIEBEN VON RICH

»Babe, ich habe mich verirrt.«

Ich kann hören, dass Rox kurz davor ist, in Tränen auszubrechen.

»Ich bin schon zwei Mal um das ganze Gebäude herumgegangen. Es gibt keine Nummer 447. Ich weiß nicht, was ich machen soll.«

Rox und ich hatten einen gemeinsamen Termin für eine Vorsorgeuntersuchung in London. Wir gingen getrennt dorthin, da wir beide von der Arbeit kamen.

Ich hatte den Weg mithilfe von Google Maps problemlos gefunden. Rox dagegen hatte anscheinend nicht so viel Glück. Am Telefon sagte ich ihr, sie solle ein paarmal tief durchatmen, und versicherte ihr, dass alles gut werden würde. Dann führte ich sie dorthin, wo ich mich befand, indem ich visuelle Orientierungspunkte nutzte: das Gebäude mit der leuchtend roten Tür, den Pub mit dem Pferd vorne. Nicht zu übersehen.

Fünf Minuten später kam sie ziemlich aufgelöst an und entschuldigte sich wortreich für ihre Verspätung.

Sie war bereits zwei Mal an der Tür vorbeigegangen, an der wir uns treffen wollten: Wie sich herausstellte, befand sich die Nummer versteckt an der Türklingel. Besucher*innen mussten die Treppe zum Gebäude hinaufgehen und den Namen der Klinik kennen, um dorthin zu finden. (Wirklich nicht einfach, nicht einmal für eine neurotypische Person!)

Rox kannte nur die Hausnummer; sie war also herumgelaufen und hatte nach einer großen 447 auf der Tür gesucht – die es leider nicht gab. Dass sie die Tür nicht finden konnte, hatte ihr System bis zu einem Punkt überfordert, an dem sie nicht mehr denken und richtig atmen konnte.

In diesem Zustand wäre wohl niemand in der Lage, eine Adresse zu finden.

Seit ihrer Diagnose reden wir immer häufiger darüber und unsere Gespräche sind offen, ehrlich, und es ist selbstverständlich, dass sich niemand zu schämen braucht. Rox ist nicht dumm oder seltsam wegen ihrer Orientierungsschwierigkeiten – so funktioniert ihr Gehirn nun einmal. Wenn wir zusammen irgendwohin gehen, kümmere ich mich um die Routenplanung, und wenn sie allein unterwegs ist, sprechen wir die Strecken immer vorher durch. Wir sorgen dafür, dass ihr der Weg im Vorhinein klar ist, dass sie genügend Zeit und alle Fahrkarten, bei denen das möglich ist, vorher gekauft hat. Wirklich hilfreich sind die kleinen stressreduzierenden Dinge.

Einen ADHS-Menschen mit Orientierungsschwierigkeiten unterstützen

Bei vielen unserer Ratschläge geht es darum, die Person mit ADHS so zu akzeptieren, wie sie ist, ihr Sicherheit zu geben, dass sie ihr inneres Erleben mitteilen und die Maske völlig herunterlassen kann. Bei so etwas wie Orientierungsschwierigkeiten brauchen Menschen mit ADHS jedoch praktische Hilfe, um sich in der neurotypischen Welt zurechtzufinden.

In diesem Fall bedeutet Akzeptanz nicht, dass es in Ordnung ist, zu spät zu kommen oder Flüge zu verpassen. Das macht das Leben nur noch stressiger und verursacht Probleme bei der Arbeit und im Privatleben. Akzeptanz bedeutet hier, dass diese Menschen trotz ihrer Schwierigkeiten absolut liebenswert sind *und* dass man ihnen helfen und sie ermutigen kann, Möglichkeiten zu finden, Wege für sich zu vereinfachen.

URTEILE NICHT: Leicht könnte man Menschen für dumm halten, die zehn Mal an etwas vorbeilaufen, das man selbst so leicht gefunden hat. Aber so ist es nicht. Ein Mensch mit ADHS verarbeitet neue Umgebungen völlig anders und ist schnell überfordert. Biete dich an, ohne jegliche Verurteilung bei Richtungsfragen zu helfen, sodass er weiß, dass er dich anrufen kann, wenn er sich verirrt hat und eine freundliche Stimme im Ohr braucht.

HILF BEI DER PLANUNG: Die Strecken am Vorabend zu planen wird dem ADHS-Betroffenen nicht leichtfallen; eine freundliche Erinnerung oder vielleicht sogar ein konkretes Hilfsangebot können also viel dazu beitragen, den nächsten Tag einfacher zu gestalten.

ÜBERPRÜFE DIE ZEITPLANUNG: Zeitblindheit kann bei Menschen mit ADHS eine große Rolle dabei spielen, dass ihre Routenplanung nicht funktioniert. Sie schauen sich die Abfahrtszeiten der Bahn an, rechnen aber weder den Weg zur noch von der Haltestelle hinzu. Sie schätzen, wie lange es dauert, mit dem Auto irgendwohin zu fahren, ohne den Berufsverkehr zu berücksichtigen. Gehst du ihre Planung mit ihnen durch, kannst du sie auf Stellen aufmerksam machen, an denen sie unterschätzt haben, wie lange etwas dauert, und sie dabei unterstützen, dass sie früher aufbrechen. Vergiss nicht, auch Zeit dafür einzuplanen, dass sie sich verirren. Wenn sie sich frühzeitig auf den Weg machen und sich dennoch verlaufen, fällt der zusätzliche, die Überforderung verstärkende Druck weg, zu spät zu kommen.

HILF IHNEN, SICH ZU BERUHIGEN: Meldet sich dein ADHS-Mensch bei dir, wenn er sich verirrt hat und überfordert ist, solltest du ihn als Erstes beruhigen. Sage ihm, dass alles gut wird, und fordere ihn auf, mehrmals tief durchzuatmen. Hat er sich beruhigt, kannst du mit der tatsächlichen Wegbeschreibung helfen.

SYMPTOM NUMMER ZEHN: IMPULSIVITÄT

AKA: »Wir müssen die gesamte Ausrüstung kaufen, die man braucht, um Resin-Objekte zu gießen – SOFORT!«

GESCHRIEBEN VON ROX

www.house-of-resin.com
www.laterecords.com
www.girlguys.com

Hier eine kleine Sammlung der Domainnamen, die ich besitze. Sie bildet eine Reihe von Geschäftsideen ab, die ich im Laufe der Jahre hatte. Ich bin eine leidenschaftliche Domainnamensammlerin. Das ist quasi mein Hobby.

Formt sich in meinem Kopf eine Geschäftsidee, dann voll und ganz. Vor meinem inneren Auge entstehen das Logo, der Markenname und die Markenidentität, die ersten Social-Media-Posts und der unglaubliche Impact, den das Unternehmen in der Welt haben wird. Hürden wie Fähigkeiten oder Kosten kennt mein Gehirn nicht. Alles, was ich sehe, ist ein funkelnagelneues Business und mich selbst, wie ich in Lichtgeschwindigkeit darauf zusteuere, bereit, ihm den Rest meines Lebens zu widmen.

Ich öffne die Notizenapp auf meinem Handy und schreibe ein paar Ideen auf, überzeugt, dass dies DAS große Ding wird. Ja, ich erinnere mich daran, dass ich schon einmal an diesem Punkt war. Ja, ich besitze zahlreiche Domains und inaktive Social-Media-Accounts, aber die Vergangenheit bestimmt nicht die Zukunft. Alles, was vorher geschehen ist, ist geschehen, um *dieser* Idee den Weg zu bereiten.

Diese Idee kann alles Mögliche sein. Resin-Guss. Ein Plattenlabel. Eine genderneutrale Modelinie. Was auch immer es ist – sobald sie mir in den Kopf kommt, muss ich sie dringend verfolgen. Ich *muss* den Domainnamen erwerben, die Social-Media-Accounts einrichten, nachsehen, ob die Marke bereits registriert ist, und sämtliche Ausrüstung kaufen, die man für meine neue Unternehmung benötigt.

Falls du dich fragst, was aus all diesen Ideen geworden ist, tippe gern einmal die Domainnamen in deinen Browser …

Eine Geschäftsidee verdient eine besondere Würdigung. Rich und ich dateten seit drei Monaten und gingen im Park spazieren. An diesem Morgen hatte ich irgendwo gesehen, wie jemand einen Holztisch mit einem blauen Kunstharzwasserfall darin anfertigte. Die Idee fesselte mich.

Ich fing an zu träumen, dass ich lernen würde, wie man solche Tische mit Kunstharz machte, und entschied schnell, dass dies mein neuer Lebenssinn sein würde. Ich war elektrisiert und musste Rich davon erzählen.

»Babe«, sagte ich, »wir sollten wirklich überlegen, ein Resin-Business zu starten. Das ist das nächste große Ding.«

Rich hatte natürlich eine Menge Fragen zu Materialien, meinen Fähigkeiten und Kostenkalkulationen, aber mit meinem blinden Optimismus und meiner Leidenschaft bekam ich ihn herum. Der arme Kerl hatte keine Ahnung, dass dieses Phänomen bei mir regelmäßig auftrat. Wahrscheinlich glaubte er, Zeuge der Geburt eines äußerst erfolgreichen Online-Geschäfts zu sein.

Bald hatten wir uns Namen für das Unternehmen überlegt und ich registrierte die Domain »House of Resin«. In den folgenden Wochen kauften Rich und ich alles, was zur Kunstharzverarbeitung benötigt wird. Wir sahen uns stundenlang YouTube-Tutorials an und gossen die ersten Objekte. Noch nie hatte ich so etwas erlebt wie die reine Freude, die mich durchströmte, als ich den ersten Glitzeraschenbecher in den Händen hielt.

Das Kunstharzgießen bescherte mir drei glückliche Wochen, doch dann verflog mein Enthusiasmus. Mir wurde klar, dass mein Vollzeitjob als Songwriterin dem Projekt irgendwie im Weg stand und dass es in Wirklichkeit gar nicht so einfach war, richtig gute Kunstharzobjekte anzufertigen. Bald wanderten die Materialien in einen Schrank, wo sie noch heute liegen. Ich nenne ihn den Friedhof der Hobbys.

Die Zeitspanne zwischen »Das ist mein Lebenssinn« bis »Das interessiert mich nicht mehr« kann zwischen einem Tag und ein paar Monaten liegen. Egal wie oft ich es wieder tue, trotz aller Beweise, dass selten etwas daraus wird, MUSS ich eine

Businessidee einfach in die Tat umsetzen – mein ADHS-Gehirn kann dem Drang einfach nicht widerstehen. Impulsivität ist ein Symptom. In meiner Jugend bedeutete das Partnerwechsel, Umzüge in andere Länder und Jobkündigungen. Nun, da ich älter bin, äußert es sich darin, dass ich Geschäftsideen verwirkliche.

Mein Leben ist voller Übergänge – glitzernder Pfade, an deren Ende ich bloß wieder gelangweilt bin – und um fünfhundert Pfund ärmer.

Allerdings … Auch unser TikTok-Account begann auf diese Art und Weise, auf einen willkürlichen Impuls hin, wie wir in der Einleitung beschrieben haben, und dieses Hobby, das zur Obsession wurde, hat dazu geführt, dass wir nun mit Hunderttausenden Menschen weltweit in Verbindung sind. Dieser willkürliche Impuls hat uns geholfen, eine Community aufzubauen, in der Menschen lernen, ADHS zu verstehen und die damit verbundenen Schamgefühle abzubauen.

Diese verrückte Idee hat uns an diesen Punkt gebracht – das Buch zu schreiben, das du nun in den Händen hältst. Auch wenn eine Geschäftsidee eines Menschen mit ADHS häufig nirgendwohin führt (außer auf den Friedhof der Hobbys), gelegentlich können dieser blinde Optimismus und unsere Kreativität phänomenales bewirken. Wir ADHSler haben die seltene Fähigkeit, immer wieder zu scheitern, aber nie die Hoffnung zu verlieren. Weiter daran zu glauben, dass wir mit der nächsten Unternehmung durchstarten. Wenn Menschen derart ausdauernd sind, stehen die Chancen nicht schlecht, dass irgendeines dieser Projekte am Ende tatsächlich erfolgreich wird.

SCHEITERN

SCHEITERN

SCHEITERN

SCHEITERN

SCHEITERN

SCHEITERN

SCHEITERN

ERFOLG

So sieht es fast immer aus. Von daher: Ein Hurra auf die Menschen mit ADHS, die ihr Seifengeschäft aufbauen, Selbstgefertigtes auf Etsy verkaufen, ein Buch schreiben oder eine Bäckerei mit glutenfreien Backwaren eröffnen. Auf all jene, die nie aufgeben, auch wenn alle Erfahrungswerte ihnen sagen, dass sie vor allem gut im Scheitern sind.

Auf all jene, die die Welt verändern.

Was helfen könnte

Impulsivität kann dein Leben verändern – zum Guten wie zum Schlechten. Im besten Fall ist sie der Auslöser für eine bahnbrechende Geschäftsidee. Im schlimmsten Fall sorgt sie dafür, dass man sich von jemandem trennt und in ein anderes Land zieht, nur um beides im Nachhinein zu bereuen.

Wir müssen einen Weg finden, unsere Impulsivität *für* uns arbeiten zu lassen statt gegen uns. Der Ausgangspunkt dafür ist zu akzeptieren, dass wir nun einmal sehr impulsiv sind. Im zweiten Schritt können wir unsere Ideen mit einer ordentlichen Portion Logik ausgleichen, um herauszufinden, bei welchen es sich lohnt, sie weiterzuverfolgen!

WAPPNE DICH MIT GEDULD: Nur weil es sich heute so anfühlt, als wäre die Seifenherstellung dein Lebenszweck, heißt das noch nicht, dass es morgen auch noch so ist. Warte einen Moment ab und denke gründlich darüber nach, was dieser Weg beinhaltet. Fantasiere nicht nur über das Endziel. Würdest du dieser Idee die nächsten zehn Jahre deines Lebens widmen? Oder kann es sein, dass dich die intensiven Gefühle, die mit einem neuen Hobby und Traumleben einhergehen, mitgerissen haben, der Alltag in diesem Job aber gar nicht zu dir passt?

FINDE DEINE BEGABUNG: Gibt es etwas, worin du als Kind wirklich gut warst? Als Schauspieler oder Musikerin, im Malen oder in Naturwissenschaften? Der Schlüssel zu unserer Begabung liegt häufig darin, wohin es uns instinktiv treibt. Lohnt es sich, alles auf diese Karte zu setzen? Lass dich nicht entmutigen, falls du dein Ding noch nicht gefunden hast. Erlaube deiner Fantasie, auf Reisen zu gehen; erlaube dir, verschiedene Tätigkeiten auszuprobieren und mit unterschiedlichen Geschäftsideen zu experimentieren. Die Sache, mit der du dich wirklich verbunden fühlst, die anderen hilft, die Wert schöpft, könnte deine Dauerfixierung sein.

TRÄUME STATT ZU MACHEN: Selbst wenn du die Leidenschaft deines Lebens bereits gefunden hast, bin ich mir sicher, dass dir trotzdem noch andere Jobs und Geschäftsideen in den Kopf kommen werden, die eine gefährliche Ablenkung darstellen können. Erlaube dir, von dem Unternehmen zu träumen, das personalisierte Haarfarben anbietet, denke dir einen Namen aus, entwerfe sogar ein Logo. Ziehe mit deiner unglaublichen Fantasie so viel Dopamin aus der Idee wie möglich, aber gib deine Dauerfixierung nicht auf. Spiele nicht gegen dich selbst. Wir brauchen Grenzen, innerhalb derer wir unsere Kreativität ausleben, damit wir das Potenzial, das wir haben, erfüllen können.

FINDE DEIN TEAM: Für welche Unternehmung auch immer du dich entscheidest, es ist sinnvoll, sie gemeinsam mit einer neurotypischen Person zu verfolgen. Ihr bringt unterschiedliche Fähigkeiten mit. Linke Gehirnhälfte, rechte Gehirnhälfte sozusagen. Während du mit kreativer Disruption und blindem Optimismus punktest, kann die andere Person bei Logik, Organisationsfähigkeit und Planung die Nase vorn haben. In unserem Fall wäre ADHD_Love ohne Rich nach fünf TikTok-Videos im Sande verlaufen, weil es mich gelangweilt hätte. Unser Erfolg beruht gleichermaßen auf meiner Kreativität und seiner Beständigkeit.

»Soll ich das Resin-Zeug auf den Hobby-Friedhof bringen?«

GESCHRIEBEN VON RICH

Als unser TikTok-Account viral ging, waren Rox und ich Feuer und Flamme. Jeden Tag konnten wir es kaum erwarten, von der Arbeit zu kommen und Content für diesen Account zu erstellen. Sich Dinge ausdenken, sie filmen, online zu stellen und die App wie wild immer wieder neu zu laden, um zu sehen, ob das, was wir gemacht hatten, ankam, war ein großartiges gemeinsames Hobby!

Einige Wochen und ein paar Millionen Videoansichten später fiel mir auf, dass Rox' Begeisterung nachgelassen hatte. Etwas hatte sich verändert. An die Stelle ihres kindlichen Mega-Enthusiasmus' waren Pflichtgefühl und etwas, das mir beinahe nach Langeweile aussah, getreten. Ich fragte sie, ob sie keinen Spaß mehr an TikTok habe, und fügte hinzu, es wäre überhaupt kein Problem, falls das der Fall wäre. Sie hatte eine tolle Arbeit als Songwriterin und ich war seit zwanzig Jahren bei der Bank beschäftigt. Für mich war das TikTok-Abenteuer etwas, das uns beiden Freude bereitete. Wir waren dankbar für den Zuspruch, den wir erhalten hatten, aber es bestand keinerlei Druck weiterzumachen, wenn wir nicht mehr mit Feuereifer bei der Sache wären.

Sie erklärte mir, wie es nur jemand mit einer ADHS-Diagnose kann, dass sie sich intensiv in neue Hobbies verliebt, dass die Impulsivität sie überkommt und sie sich ganz auf die Vorstellung einlässt, dass dies ihre neue Lebensaufgabe ist. Ihr Muster in der Vergangenheit war, aufzuhören, wenn das wilde Feuer der Begeisterung erloschen war. Diesmal hatte sie sich vorgenommen weiterzumachen. Sie merkte, dass wir konkret etwas im Leben anderer Menschen bewirkten, und sie hatte mich zur Unterstützung an ihrer Seite.

In den folgenden Monaten fanden wir unseren Rhythmus: An einem Tag hatten wir vielleicht drei Ideen, filmten sie alle und fühlten uns, als wären wir das nächste große Ding in der Influencer-Welt. Darauf folgten zehn Tage, in denen wir keinerlei Ideen hatten und keinen Content veröffentlichten. Aber wir blieben beide dran, mit der etwas schwankenden Beharrlichkeit, die man von einer Partnerschaft zwischen einer Person mit ADHS und einer neurotypischen erwarten kann.

Seit wir unsere Social-Media-Accounts eingerichtet hatten, hatte Rox zahlreiche andere Ideen, vom fanfinanzierten Plattenlabel über eine genderneutrale Schwimmbekleidungskollektion für Kinder bis zu einem Buch über ADHS. Die pure Begeisterung und Genialität dieser Art von Kreativität verblüffen mich immer wieder. Ich weiß, dass ich das kreative Genie von Rox' Gehirn nicht stoppen kann: Sie kann diese Impulsivität nicht einfach abschalten. So funktioniert sie eben. Sie hat keine Bremsen – dafür bin ich da. Unsere Strategie ist, Rox über ihre neue Idee fantasieren zu lassen, wir sprechen alles gemeinsam durch und entscheiden dann ruhig und rational, für welche Einfälle wir tatsächlich Zeit aufwenden sollten.

Da du gerade dieses Buch liest, siehst du, dass sich diese Strategie bewährt hat.

Einen Menschen mit ADHS beim Thema Impulsivität unterstützen

Impulsivität hat negative Konnotationen. Es kann so klingen, als würde der oder die Betreffende etwas falsch machen oder wäre leichtsinnig. Und ja, manchmal ist das wohl der Fall. Aber wilde, kreative Ideen können impulsiv sein, der Wunsch zu reisen oder ein neues Restaurant auszuprobieren ebenso. Impulsivität sollte nicht unterdrückt oder verurteilt werden.

MACHE KEINE TRÄUME NIEDER: Überfällt die Person mit ADHS dich plötzlich mit einer neuen Lebensaufgabe, klingt es in deinen Ohren vielleicht nach der unsinnigsten Idee, die du je gehört hast. Tue sie trotzdem nicht ab. ADHS-Menschen macht es glücklich, ihre Kreativität auszuprobieren und Fantasien über die Zukunft zu entwickeln. Sprecht gemeinsam über diese Ideen und habe selbst auch Spaß daran. In meinem Fall sah das so aus, dass ich einen Businessplan für das Resin-Unternehmen schrieb. Gleichzeitig kannst du in aller Ruhe deutlich machen, was es bedeuten würde, diesen Traum zu verfolgen, und zu Geduld raten, bevor die Person mit ADHS ihre aktuelle Arbeitsstelle kündigt oder eine weitere Domain erwirbt.

WARTE AB: Wenn ein ADHS-Mensch ein neues Lebensziel hat, überzeugt er dich und alle anderen, dass diese Sache hundertprozentig klappen wird. Sein berauschender Kommunikationsstil tut sein Übriges dazu, dass man ihm das abnimmt. Mein Rat ist, abzuwarten. Es könnte sich um ein Strohfeuer handeln, das innerhalb von zwei Wochen ausgebrannt ist (wie als Rox angekündigt hat, sie werde trainieren, um den Ärmelkanal zu durchschwimmen), es kann aber genauso gut ein unheimlich kreativer Einfall sein, der euer Leben verändert. Wie damals, als sie sich eines Abends im Bett zu mir umgedreht und vorgeschlagen hat, einen gemeinsamen TikTok-Account zu starten.

BIETE EINEN REALITÄTSCHECK AN: Die Person mit ADHS hat höchstwahrscheinlich alles vom Unternehmensnamen über die Marketingstrategie bis zum TED-Talk durchdacht. Was der große Plan finanziell oder praktisch bedeutet, ist jedoch vermutlich nicht Teil ihrer Überlegungen gewesen. Es kann sehr hilfreich sein, sie an Dinge wie Anlaufkosten, Honorare für Beschäftigte, Steuern und Expansionskosten zu erinnern. Dies sind die unsexy Details, die dazu beitragen können, sie auf den Boden der Tatsachen zurückzubringen. Wenn ein Mensch mit ADHS bereit ist, sich mit den diesen Dingen auseinanderzusetzen, kann das ein Zeichen für seinen Durchhaltewillen in dieser Sache sein.

SIEH DAS POSITIVE: Albert Einstein, Richard Branson, Will Smith, Zooey Deschanel, Walt Disney und Simone Biles – sie alle sind bemerkenswerte Persönlichkeiten mit ADHS. Menschen, die die Welt verändern (oder verändert haben). Mag sein, dass neunundneunzig Ideen des ADHSlers verpuffen. Bleibe trotzdem offen für die eine Idee, aus der ein in die Realität umgesetzter Traum werden kann.

ADHS UND DIE LIEBE

GESCHRIEBEN VON ROX

Wir können kein Buch über ADHS schreiben und *nicht* darüber sprechen, wie es sich auf die Liebe auswirkt. ADHS-Symptome beeinträchtigen nicht nur unsere Fähigkeit, zu putzen oder pünktlich irgendwo zu erscheinen. Sie können es uns auch erschweren, von ganzem Herzen zu lieben und geliebt zu werden.

Impulsivität, Dopaminsucht und die Unfähigkeit, etwas längerfristig interessant zu finden, können katastrophale Konsequenzen für deine Liebesbeziehungen haben. Ich habe wirklich geglaubt, in diesem Bereich irreparabel kaputt zu sein. Für mich war die zerstörerischste Nebenwirkung meiner nicht diagnostizierten ADHS der Schaden, den sie in meinen Liebesbeziehungen anrichtete. Sie hielt mich davon ab, jemals wahre Nähe zu erreichen, weil ich ständig nach dem Hoch einer neuen Liebe suchte.

Ist einem dieser Zusammenhang nicht klar, kann das aus zwei Gründen wirklich verheerend sein. Erstens verletzt ein solches Verhalten andere. Ich habe viele gute Menschen, die mich lieben wollten, vor den Kopf gestoßen, weil meine Impulsivität mich zu jemand Neuem gezerrt hat. Zweitens können wir nur innerhalb wirklich sicherer Beziehungen von unseren traumatischen Erfahrungen heilen. Indem ich jeder romantischen Obsession nachging, versagte ich mir die Chance, wirklich gekannt und als die angenommen zu werden, die ich im Innersten bin. Nur wenn wir zulassen, dass man uns wirklich sieht, können wir langsam beginnen, die Anteile von uns zu lieben, für die wir uns am meisten schämen.

Ich weiß nicht, ob ich ohne Rich zurechtkäme. Es ist mir ein wenig peinlich, das zuzugeben. Ich könnte mir vorstellen, dass mich einige schlicht für abhängig halten, wenn ich so etwas schreibe. Aber was auch immer man davon halten mag, es stimmt. Um ein stabiles, glückliches Leben zu führen, brauche ich Hilfe. Indem ich von der Vollkatastrophe erzähle, die mein Liebesleben war, kann ich hoffentlich denjenigen von euch etwas Hoffnung machen, die ihren Menschen noch finden müssen.

Ich möchte dich daran erinnern: Du bist weder schlecht oder kaputt, noch hast du *keine* wundervolle, intime Liebesbeziehung verdient. Du tickst bloß ein wenig anders. Und indem du die Unterschiede verstehst, wirst du den schönsten Ort der Welt entdecken: ein echtes Zuhause, das auf den Säulen von Liebe, Vertrauen, Humor und Authentizität ruht. Bevor das hier jedoch in Postkartenkitsch ausartet, werfen wir einen Blick zurück in die Zeit, in der ich die Königin des Beziehungschaos' war.

Während die Menschen in meinem Freundeskreis langfristige Partnerschaften eingingen, sich niederließen und Kinder bekamen, schien ich in einem Muster gefangen zu sein:

- Ich lerne jemand Neues kennen.
- Bin vollkommen besessen von dieser Person.

- Komme zu dem Schluss, dass dies der Mensch meines Lebens ist (mal wieder).
- Wir vereinen unsere Haushalte (beispielsweise ziehen wir in einem frühen Stadium in eine gemeinsame Wohnung).
- Ich halte mich für eine Sexgöttin.

Doch dann meldete sich die Realität.

- Ich fange an, mich zu langweilen.
- Mir wird klar, dass ich doch keine Sexgöttin bin.
- Ich habe Angst, etwas zu verlieren, das ich für Stabilität gehalten habe.
- Um mich davon abzulenken, wie traurig das alles ist, verlasse ich meinen Partner oder meine Partnerin.
- Das Ganze beginnt von vorn.

Jedes Mal, wenn die verrückten Hochs vom Anfang nachließen, war die einzige innere Erzählung, die ich dafür zur Verfügung hatte, dass ich nicht mehr verliebt war.

Schweben normale Menschen am Anfang einer Beziehung auf Wolke sieben, schießt es ADHS-Menschen direkt in die Erdumlaufbahn. Das Hoch ist höher, die Sonne scheint heller … und sie wird dich verbrennen.

Ich hatte zehn ernsthafte längere Beziehungen, die alle etwa ein Jahr hielten. Ich war mit älteren Männern zusammen, mit jüngeren Männern und mit Frauen. Jedes Mal brachte ich sie zu meinem Dad nach Hause und kündigte sie mit denselben Worten an:

»Diesmal ist es anders. Er/Sie ist wunderbar. Warte ab, bis du ihn/sie kennenlernst.«

Natürlich war es nie anders, es war immer dasselbe.

2018 gab ich den Alkohol auf. Ich beschloss auch, einen Liebesentzug zu machen, um von der Wirkung, die sie auf mich hatte – die Besessenheit, die Sehnsucht, die Geheimnistuerei – herunterzukommen. Für mich war die Liebe eine Droge. Also legte ich eine Datingpause ein und verpflichtete mich zu achtzehn Monaten Enthaltsamkeit. In dieser Zeit begann ich eine Therapie, die letztlich zu der ADHS-Diagnose führen sollte.

Dann lernte ich Rich kennen. Ich war trocken, psychisch und physisch so gesund wie nie zuvor und mir endlich ganz sicher: »Diesmal ist es anders.« Nicht weil Rich anders war, nicht weil ich auf einmal die magische Person gefunden hatte, sondern weil *ich* anders war. Ich hatte harte Arbeit da hineingesteckt, um mich und meine Muster zu verstehen, also wusste ich, worauf ich achten musste.

Die Liebe traf mich natürlich trotzdem mit Wucht von einigen G-Kräften, und die intensiven Gefühle, die ich für Rich hatte, waren so, als würde ich mich von einem zwanzig Stockwerke hohen Gebäude in die Beziehung hineinstürzen. Selbstverständlich wurden die verrückten Hochs nach sechs Monaten vollkommenen Liebesglücks weniger. Oh Gott, hatte ich eine Angst. Mein Gehirn raste.

Passiert es schon wieder?

Entliebe ich mich gerade?

Aber ich habe doch alles richtig gemacht …?

Hier ist der Unterschied. Statt wegzulaufen, mich nach jemand anderem zu verzehren und diese Beziehung aufzugeben, entschied ich mich dafür, zu bleiben, die unbequemen Wahrheiten und die Verletzlichkeit auszuhalten. Jemandem, den man von ganzem Herzen liebt, in die Augen zu sehen und zu sagen: »Ich habe solche Angst, dass meine Gefühle sich verändern«, ist eines der furchteinflößendsten Dinge, die ich je getan habe.

Mit der Ehrlichkeit und Kommunikationsfähigkeit von zwei Mitte Dreißigjährigen, die beide Therapieerfahrung haben, schafften wir es. Ich sah ihn weinen bei der Vorstellung, es könne vorbei sein, und er hielt mich im Arm in Nächten, in denen ich unglaublich verwirrt war und so stark dissoziierte, dass ich gar nichts mehr empfand.

Diese Phase dauerte einige Wochen und wir überstanden sie. Mein Muster in der Vergangenheit war, Schluss zu machen und abzuhauen, doch diesmal stemmte ich die Hacken in die Erde und ließ mich auf die Beziehung ein, und es war, als würde sich dadurch in diesem neuen Liebesschloss die geheime Tür öffnen, die zum *wahren* Raum der Liebe führt.

Dort, auf dem Boden der Tatsachen, findet man die richtig guten Dinge. Dort verbrennt sich niemand und es gibt keine verrückten Hochs; dafür aber etwas viel Besseres. Eine langfristige, schöne, sichere, ehrliche Partnerschaft. Zum ersten Mal in meinem ganzen Leben liebte ich jemanden wirklich.

»Diesmal ist es anders« – aber Hallo!

Nachdem ich meine ADHS-Diagnose bekommen hatte, stürzte ich mit dem Hyperfokus eines ADHS-Neulings auf jedes Buch, jeden Podcast und jedes TikTok-Video, die ich zu dem Thema finden konnte. Ich hörte Menschen, die für mich Held*innen waren, über Dinge sprechen, mit denen ich so sehr gekämpft hatte. Endlich besaß ich eine Sprache für etwas, das mir mein Leben lang Mühe bereitet hatte und eine Quelle der Scham gewesen war:

Ein Hyperfokus kann sich auf Menschen richten.

Moment mal, was?!

EIN HYPERFOKUS KANN SICH AUF MENSCHEN RICHTEN.

Äh … Ich bin also keine böse Beziehungskillerin aus der Hölle, dazu verflucht, wo auch immer ich gehe und stehe, Herzen zu brechen und den Menschen ihr Leben zu verderben? Ich habe bloß ADHS und verliebe mich deshalb sehr stark? Das ist ja mal interessant …

Ergibt Sinn, oder?

Wenn ich mich in die Resin-Verarbeitung verlieben und ihr von einem Tag auf den anderen mein Leben widmen kann, ist es kein Wunder, dass ich mich auch in jede Person verliebe, die mir über den Weg läuft.

Bewaffnet mit diesem Wissen hatte ich, wenn ich jemanden kennenlernte, eine Wahl: Vielleicht war das, was ich empfand, keine Liebe. Vielleicht war es bloß eine intensive Verliebtheit, verstärkt durch meine ADHS. Nun ist mir klar, dass ich nicht mit jemandem davonlaufen muss, nur weil ich ein wenig verknallt bin, genauso wenig wie ich meinen Job für ein Kunstharzimperium aufgeben muss.

Was ich tun muss: vollkommen ehrlich zu mir und meinem Partner darüber zu sein, wie ich ticke. Die ersten Gespräche, die ich mit Rich hatte, in denen ich ihm erzählte, wie schnell mich Menschen anzogen und wie intensiv diese Gefühle waren, waren ungeheuer schmerzhaft. Aber er blieb und war neugierig, und ich gewöhnte mich immer mehr daran, aufrichtig zu sein.

Heute lachen Rich und ich über die Art und Weise, wie mein Gehirn funktioniert. Er fragt häufig: »Irgendeinen neuen Hyperfokus diese Woche?«

Oder, anders gesagt: »Hast du Gefühle für einen anderen Menschen?« Wenn das der Fall ist, reden wir darüber und machen zusammen einen Plan. Liebe ist für niemanden einfach. Aber für Menschen mit ADHS kann sie der am stärksten schambehaftete Teil des Lebens sein. Falls du in einer Fantasiewelt statt in der Gegenwart mit deinem Partner oder deiner Partnerin lebst, ständig tolle Beziehungen wegen einer neuen Möglichkeit zerstörst, dann hoffe ich, dass dir dieses Kapitel hilft, Frieden, Stabilität und ein Zuhause zu finden. Das steht dir zu.

Es ist keine Schande, sich zu anderen hingezogen zu fühlen. Wir haben keine Kontrolle über unsere Gefühle. *Was* wir kontrollieren können, ist unsere Reaktion auf diese Gefühle. Statt Geheimnisse zu haben, die für alle Beteiligten schmerzhaft enden, sind wir aufgefordert, die schwierigere Aufgabe zu erfüllen, jemandem Einblick in unser privatestes Ich zu geben und zuzulassen, dass man uns in all unseren Facetten kennt.

Was helfen könnte

Für so viele neurodivergente Menschen besteht das Leben aus Masking. Daraus, das zu verbergen, wofür wir uns schämen – selbst in Liebesbeziehungen. Das Problem ist, dass uns dann niemals jemand wirklich kennt. Und nur, wenn wir in all unserer Herrlichkeit und unserem Scheitern gesehen werden, finden wir echtes Glück. Fühlen wir uns geliebt trotz all der Dinge, die wir als Schwächen betrachten, können wir heilen.

An diesen Punkt zu gelangen, fällt nicht allen leicht, und nicht hinter ihn zurückzufallen, erfordert eine Menge harter Arbeit. Beziehungsdynamiken sind äußerst komplex, beeinflusst von unserer Vergangenheit, unterschiedlich tickenden Gehirnen, Bindungsstilen und den Beziehungen, die wir zu unseren Bezugspersonen hatten und bei ihnen beobachtet haben. Wenn dir ein Muster auffällt, das dir oder Menschen, mit denen du zu tun hast, Schmerzen verursacht, überlege, ob du nicht etwas zusätzliche Unterstützung brauchen könntest.

NIMM DIE ADHS-PERSPEKTIVE EIN: Wenn deine Beziehungen in der Vergangenheit immer kurzlebig oder selbstzerstörerisch waren oder du betrogen hast, höre bitte auf, dich niederzumachen und zu glauben, mit dir sei etwas von Grund auf nicht in Ordnung. Betrachte dein Verhalten mit Mitgefühl, ohne dich zu verurteilen. Das bedeutet nicht, dass ich Fremdgehen gutheiße. Deine ADHS sollte außerdem niemals als Ausrede dienen. Doch wenn du weißt, dass du dazu neigst, deinen Hyperfokus auf die Liebe zu richten, dir deinen Dopaminrausch ähnlich wie mit einem Einkaufswagen voller teurer Dinge oder einem neuen Hobby dort zu holen, kannst du beginnen, Verantwortung zu übernehmen und dich zu ändern.

SEI RADIKAL EHRLICH: Viele von uns haben gelernt, große Teile von sich zu verbergen – unsere komischen Tänze, unsere kindischen Seiten, unseren obsessiven Geist und vor allem, wie schnell wir für andere Menschen entflammen und das Liebe nennen. Echte Liebe verlangt einem eine Menge ab und dazu gehört radikale Ehrlichkeit. Es bedeutet, seinem Partner oder seiner Partnerin zu erzählen, wenn man sich nicht mehr so stark verbunden fühlt, wenn man sich zu jemand anderem hingezogen fühlt. Gehe damit äußerst vorsichtig um, denn sich so etwas anzuhören, ist nicht einfach. In einer emotional gesunden, reifen Beziehung werden du und dein Partner oder deine Partnerin jedoch damit umgehen können. Lerne, deine Art zu lieben, als Problem zu sehen, das ihr zusammen löst, nicht als etwas, womit du allein kämpfen musst.

ÜBERNIMM VERANTWORTUNG: Menschen mit ADHS sind von Natur aus impulsiv – denke an den übervollen Einkaufswagen, der mit der Kreditkarte bezahlt wird, die wir gerade erst ausgeglichen haben. An den Vokuhila, den wir uns schneiden lassen, nachdem wir vier Jahre lang darauf gewartet haben, dass unsere Haare herauswachsen. An den Drink, zu dem wir ja sagen, mit der Person, von der wir wissen, dass sie uns gefährlich werden kann. Wir müssen Verantwortung übernehmen und Grenzen ziehen, sodass sich die Menschen, die wir lieben, sicher fühlen können. Sexuelle Impulsivität ist ein No-go. Damit verletzt du alle Beteiligten. Wenn du in einer Beziehung bist und Fantasien über eine andere Person entwickelst – der Dopaminrausch zu wirken beginnt wie eine harte Droge –, verlasse die Situation und bleibe abstinent. Das ist nicht einfach, aber für was lohnt es sich zu kämpfen, wenn nicht für die Liebe?

MACHE EINE THERAPIE: Mein impulsives Liebesleben hatte eine Menge mit ADHS zu tun, aber sie war nicht der einzige Faktor. Ein hoher Anteil an Menschen mit ADHS ist mit zumindest einem Elternteil mit emotionalen Problemen aufgewachsen. Diese Probleme, die sich manchmal als ADHS manifestieren, können dazu führen, dass das Kind Schwierigkeiten mit Nähe, Verletzlichkeit und Kommunikation hat – drei wesentlichen Bausteinen für glückliche Beziehungen. Therapie, besonders Bindungsorientierte Traumatherapie, könnte notwendig sein, um bestimmte Muster zu durchbrechen.

»Diese Woche wieder in jemand anderes verliebt, Babe?«

GESCHRIEBEN VON RICH

»Ich weiß nicht, was mit meinen Gefühlen passiert ist.«

Mir rutschte das Herz in die Hose. Ich spürte, wie ich blass wurde.

Vor mir saß, zusammengekrümmt, mit Tränen in den Augen und sehr verwirrt, der Mensch, in den ich mich verliebt hatte. Der Mensch, von dem ich mir ganz sicher war, dass ich mein Leben mit ihm verbringen wollte.

Mein Instinkt sagte mir, ich sollte mich davonmachen. Meine Sachen packen und verschwinden. Ein gebrochenes Herz schien garantiert. Damit hatte ich schon Bekanntschaft gemacht, und ich konnte mir nicht vorstellen, es ein weiteres Mal zu tun. Ich hatte zwei gescheiterte Ehen hinter mir, beides sehr traumatische Erlebnisse, und der Gedanke, erneut auch nur einen Bruchteil dieses Schmerzes zu erleben, erschien mir unerträglich.

Als Rox diese Worte aussprach, war ich gerade selbst in Therapie, um den sexuellen Missbrauch zu verarbeiten, den ich als Kind erlitten hatte. Gott sei Dank – denn in diesen Sitzungen hatte ich gelernt, meine Emotionen zu regulieren und überlegt statt spontan zu reagieren.

Es war nicht leicht, aber es gelang mir, Rox gegenüber offen zu bleiben, um herauszufinden, was los war. Und obwohl es höllisch wehtat, konnte ich nachvollziehen, was sie mir erklärte.

Wir hatten unsere Beziehung auf ein äußerst starkes Fundament des Vertrauens gestellt. Und zum ersten Mal war ich in der Lage, nicht davonzulaufen, sondern zu bleiben und über eines der schwierigsten Gefühle zu sprechen, die wir als Menschen haben können.

Diese Gespräche haben uns einander nähergebracht, größere Intimität geschaffen und dazu geführt, dass wir uns mehr denn je lieben. Es ist eine Liebe, die ich, um ehrlich zu sein, nicht für möglich gehalten hätte.

Als Rox ihre Diagnose erhielt, kam sie weinend zu mir und zeigte mir ein TikTok-Video: Jemand erklärte darin, warum Menschen mit ADHS Begehren und Liebe so viel intensiver erleben. Das aus der Betroffenenperspektive zu sehen, befreite nicht nur sie von Jahrzehnten der Scham über Beziehungsprobleme, es half auch mir. Sie entliebte sich nicht, sie stürzte ab von einer der intensivsten emotionalen Erfahrungen, die wir Menschen machen können. Es war nicht so, dass sie mich nicht liebte, begriff ich nun, sondern dass ihr sich verändernder emotionaler Zustand sie massiv verwirrte und sie bis zu diesem Zeitpunkt keine Worte gehabt hatte, um zu erklären, was mit ihr geschah.

Im Laufe der Jahre entwickelte sich aus dieser zunächst unglaublich harten Zeit so etwas wie ein Insiderwitz. Wir kichern über ihre schwankenden Gefühle und führen ganz und gar ehrliche Gespräche darüber, ob sie gerade ihren Hyperfokus auf jemand anderes richtet.

Jemanden mit ADHS zu lieben, wird das Beglückendste und Leidenschaftlichste sein, das du je erlebt hast, und du musst stark genug sein, diese Person/diesen Menschen aufzufangen, wenn sie/er von dem Hoch herunterkommt. Wir haben eine Beziehung, von der ich wegen meiner eigenen Kindheit nie geglaubt hätte, sie jemals führen zu können. Sie ist zugleich voller Freude, Vertrauen, Schwierigkeiten, Ehrlichkeit, Spaß und Verletzlichkeit, und ich bin so dankbar, dass wir beide in Therapie waren und für das, was wir nun über ADHS wissen. Ich hoffe sehr, dass dir dieses Kapitel helfen wird, durch schwierige

Zeiten zu kommen und deinen eigenen Schlüssel für den geheimen Raum mit der wahren Liebe zu finden.

Einen Menschen mit ADHS in der Liebe unterstützen

Die Grundlage für echte Liebe ist Vertrautheit. Dass einen der andere Mensch in allen Facetten kennt und liebt. Personen mit ADHS haben viele Facetten ihrer Persönlichkeit vor der Welt verborgen – große Anteile ihrer Identität galten ihnen als zu beschämend, um geliebt werden zu können. Durch das Offenlegen dieser schambehafteten Geheimnisse können sie wahre Nähe erleben. Liebe erfordert – wie alles, das sich zu haben lohnt –, harte Arbeit und radikale Ehrlichkeit. Es bedeutet, sich für die Verbindung und gegen die Angst zu entscheiden und im selben Team zu kämpfen, egal, womit ihr konfrontiert seid.

ENTSCHEIDE DICH FÜR NEUGIER STATT VERURTEILUNG: Erzählt dir der Mensch mit ADHS in deinem Leben von den Schwierigkeiten, die er oder sie in Beziehungen hat, werde neugierig statt wütend. Verurteile ihn nicht, sondern frage stattdessen: »Wie fühlt sich das für dich an?« und »Wie geht es dir?« Jemandes inneren Kampf ernst zu nehmen, hilft dir, Mitgefühl aufzubringen und ihn nicht als persönlichen Angriff zu betrachten.

SETZE GRENZEN: Auch deine Gefühle sind wichtig. So sehr dein Partner oder deine Partnerin mit ADHS Raum braucht – andersherum gilt dasselbe. In Phasen, in denen ihr traurig und verwirrt seid, verdient ihr beide sanfte, sichere, neugierige Kommunikation. Sie kennzeichnet eine gesunde Beziehung.

NUTZE HUMOR: Ihre Geschichte voller Beziehungsprobleme ist für die Person mit ADHS vermutlich ziemlich schambehaftet. Mit Humor zeigst du ihr, dass es in dieser Beziehung nichts gibt, wofür sie sich schämen muss, und dass all ihre Anteile willkommen sind. Beispielsweise witzle ich gern mit Rox, während wir Mario Kart spielen: »Ich wollte nur mal fragen, ob du dich heute entliebt hast, Babe.« Etwas leicht zu nehmen, das sich für beide so schwer angefühlt hat, stärkt die Verbindung auf eine wundervolle Weise.

RECHERCHIERE: Informiere dich über ADHS und Beziehungen, über Beziehungsstile und gesunde Kommunikation. Es gibt so viele großartige Bücher und Podcasts, in denen Werkzeuge genannt werden, die man für diese schwierigen Gespräche benötigt. An der Liebe – wie an allem Lohnenswerten – müsst ihr beide täglich arbeiten.

DAS GUTE AN ADHS

GESCHRIEBEN VON ROX

Erinnerst du dich an die Geschichte weiter vorn, wie ich mich vor einigen Jahren in meiner Souterrainwohnung unter dem Bett versteckt habe? In Schockstarre wegen des Lärms, den die Arbeiter draußen machten, als sie meinen alten Stromzähler herausrissen und einen neuen mit Prepaid-System installierten, voller Scham und ohne eine Idee, wie ich meinem Vermieter erzählen sollte, was passiert war? (Oder wie ich gut genug organisiert bleiben sollte, dass mir nicht wieder der Strom ausging?) Angesichts solcher Vorfälle und einiger anderer Dinge, über die wir hier gesprochen haben, ist es ziemlich schwierig, etwas *Gutes* an ADHS zu sehen.

Um es ganz klar zu sagen: Dass ich über das Gute an ADHS sprechen kann, ist ein echtes Privileg. Ich durfte monatelang mit einer ausgezeichneten Traumatherapeutin arbeiten, die meine Selbstwahrnehmung verändert hat. Hinzu kommen meine Entscheidung gegen den Alkohol und meine feste Partnerschaft. Deshalb bin ich nun wirklich stabil. Ohne Rich, die Therapie oder den Abschied vom Alkohol hätte ich wohl nichts Gutes über ein Leben mit ADHS zu berichten.

Falls deine Welt gerade auseinanderbricht, du das Gefühl hast festzustecken und dich schämst, falls du in Schulden versinkst, falls du Drogen oder Alkohol als Selbstmedikation nutzt, dann ist dieses Kapitel möglicherweise schwer zu lesen. Du sollst wissen, dass ich am selben Punkt war, wo du jetzt bist. Meine Hoffnung ist, dass du die notwendige und dir zustehende Unterstützung und Hilfe erhältst, damit du eines Tages aus deinem Versteck kriechen kannst, in dem du als ADHS-betroffener Mensch auf dich allein gestellt lebst.

Das Gespräch über ADHS konzentriert sich meist auf die negativen Seiten – zu denen ich jeweils viele Anekdoten erzählen könnte und einige auch tatsächlich hier erzählt habe: die chronische Vergesslichkeit, die Unfähigkeit zu priorisieren, eine nachlässige Haltung gegenüber Geld. Diese Dinge reichen aus, um jemandes Leben zu zerstören. Eine Diagnose und die Unterstützung von Nahestehenden und Therapeut*innen hingegen können helfen, es wieder aufzubauen und die Scham zu reduzieren.

Dieses Buch wäre unvollständig ohne einige der wunderbaren Dinge, die mir die ADHS beschert hat. Hier folgen einige, für die ich dankbar bin:

OPTIMISMUS: Ich bin eine unerschütterliche Optimistin im Hinblick darauf, was mir machbar erscheint, und sehe oft keine Probleme oder Hindernisse, die einen neurotypischen Menschen leicht von etwas abhalten würden. Das hat mir ermöglicht, mein Leben der Musik zu widmen und mit Ende Dreißig als Songwriterin und Künstlerin erfolgreich zu werden.

RASCHE AUFFASSUNGSGABE: In der Musikindustrie herrscht heutzutage ein unstillbares Verlangen nach Content. Früher musste jemand, der oder die in dieser Branche arbeiten wollte, Stylist*innen, Videographer*innen und Editor*innen bezahlen. Dank ADHS erwerbe ich eine Fähigkeit, die mich interessiert, sehr schnell. Mithilfe von Pinterest-Boards und einigen tollen Apps bin ich beispielsweise in der Lage, Text- oder Performancevideos von zu Hause zu erstellen.

PROBLEMLÖSUNG: Mein Gehirn findet immer einen Weg. Es gibt ein berühmtes Zitat von Bill Gates: »Eine schwierige Aufgabe gebe ich am liebsten einer faulen Person, denn die findet einen einfachen Weg zur Lösung.« Ich frage mich, ob Mr Gates dabei in Wirklichkeit an einen Menschen mit ADHS dachte.

BRAINSTORMING: Brauchst du einen Namen für dein Unternehmen, habe ich innerhalb von zwei Minuten fünfzig Ideen. Benötige ich Titel für neue Songs und EPs, kann ich auf meine Notizenapp voll mit Hunderten von Ideen zurückgreifen. Werden Rich und ich darauf angesprochen, ob wir auf TikTok Werbung für eine Firma machen können, fallen mir unzählige spannende, lustige Möglichkeiten ein, das umzusetzen ... Mein Gehirn ist praktisch dauernd im Brainstorm-Modus!

RISIKEN EINGEHEN: Manchmal muss man im Leben Risiken eingehen, um wirklich etwas zu verändern. Beispielsweise hat das Einrichten unseres ADHD_Love-Accounts dazu geführt, dass wir dieses Buch schreiben und Rich ein Jahr von dem stabilen Job pausiert, den er seit zwanzig Jahren bei derselben Bank hat. Meine Risikolust war definitiv eine treibende Kraft hinter den Entscheidungen, die uns an diesen Punkt geführt haben.

EMPATHIE: Es fällt mir ausgesprochen leicht zu spüren, was Menschen empfinden und brauchen; wahrscheinlich, weil ich selbst mein Leben lang missverstanden wurde. Es ist mir unheimlich wichtig, dass die Menschen, die mir am Herzen liegen, sich sicher und wahrgenommen fühlen. Ich bin außerdem Stiefmutter zweier wunderbarer Kinder und so dankbar dafür, dass ich ihre unausgesprochenen Schwierigkeiten wahrnehmen kann. Dadurch hat bei uns zu Hause eine Menge Heilung stattgefunden.

KREATIVITÄT: Mein Geist erschafft ständig etwas. In der Musikbranche zu arbeiten, passt perfekt dazu. Ich lasse mich fortwährend von der realen und der digitalen Welt inspirieren, und mir fallen interessante Möglichkeiten ein, wie ich all das in Songs verpacken kann. Es macht mich gleichermaßen glücklich, etwas Getöpfertes anzumalen wie wissenschaftliche Experimente mit meiner achtjährigen Stieftochter durchzuführen. Handelt es sich um etwas Kreatives, bin ich immer Feuer und Flamme.

KÜHLER KOPF IN KRISENSITUATIONEN: Bei wirklich schwierigen Ereignissen kann ich ganz ruhig werden, einen klaren Ausweg sehen und Menschen aus scheinbar völlig verfahrenen Situationen heraushelfen. Auch das ist wahrscheinlich eine Fähigkeit, die ich dadurch entwickelt habe, dass ich mein Leben lang Hindernisse überwinden musste, deren Bewältigung mir unmöglich erschien.

Es gibt so viele andere positive Seiten, von denen ich erzählen könnte, aber ich möchte es nicht übertreiben. Ich hoffe wirklich, du erkennst einige Eigenschaften aus dieser Liste an dir wieder, und wenn nicht, hoffe ich, dass sie dich zumindest ein wenig ermutigt im Hinblick auf das, was möglicherweise noch vor dir liegt. Nun, gegen Ende dieses Buches, sollst du wissen, dass der Impuls zu allem – von der ersten verrückten Idee, ein TikTok-Video hochzuladen über meinen Hyperfokus darauf, so viel von unserem Leben zu teilen, zu der völlig abgefahrenen Idee, wir könnten ein Buch schreiben – bei jedem Schritt von meiner ADHS ausging.

Mit der richtigen Unterstützung kann ein neurodivergentes Gehirn eine Menge bewirken. Möge dieses Buch dir helfen, die Liebe zu bekommen, die dir zusteht, und dich daran erinnern, dass in dir die Kraft schlummert, die Welt zu verändern.

Das Tolle daran, einen Menschen mit ADHS zu lieben

GESCHRIEBEN VON RICH

Rox' ADHS zu verstehen und unterstützen zu können, hat uns beiden eine Menge abverlangt. Für mich bedeutete das, meine ursprüngliche Frustration zugunsten von Mitgefühl aufzugeben. Das und die harte Arbeit, die Rox ihrerseits geleistet hat, haben die Qualität unserer gegenseitigen Liebe vollkommen verändert.

Wie Rox weiter oben gesagt hat, wird nicht genug über die fantastischen Dinge gesprochen, die eine ADHS mit sich bringt. Deshalb möchte ich die Gelegenheit nutzen, von all dem Guten zu erzählen, das Rox' ADHS mir beschert hat.

FÜRSORGLICHKEIT: Von dem Augenblick an, in dem ich Rox kennenlernte, tat sie alles für mich und meine beiden Kinder. Sie ermutigte mich dazu, eine Therapie zu machen, und unterstützte mich währenddessen. Dadurch hat sich das Verhältnis zwischen mir und meinen Kindern von Grund auf verändert und verbessert. Rox ist die Erste, der auffällt, wenn mit irgendwem von uns etwas nicht stimmt, und sie sorgt dafür, dass wir darüber reden, statt es zu ignorieren.

SINN FÜR HUMOR: Würde jemand fragen, was man am häufigsten in unserem Haus hört, wäre es Gelächter. Ob Rox verrückt tanzt, während sie sich die Zähne putzt, die Treppe hinuntertänzelt oder irgendeine detailreiche Geschichte erzählt, sie bringt mich ständig zum Lachen. Sie verbreitet unglaublich viel Freude und das färbt ab.

UNTERNEHMERTUM: Es war Rox' Idee und ihr Glaube daran, die uns dazu gebracht haben, nicht nur Videos zu drehen, sondern auch zu entscheiden, dass wir ein Buch schreiben wollten, um der Community, die wir aufgebaut haben, noch mehr Stoff zu bieten. Gepaart mit meinem Sinn fürs Praktische und Organisatorische sind wir eine Art Dreamteam. Sie kann die Vision einer besseren Welt entwickeln und wie wir dies erreichen könnten, und ich kann dazu beitragen, diese umzusetzen.

INTERESSE: Letztes Jahr war ich mit Rox auf einem viertägigen Kurztrip in den schottischen Highlands. Es war faszinierend, etwas über die schottische Geschichte zu erfahren, besonders über die Schlacht von Culloden. Rox und ich hatten jede Staffel von *Outlander* geguckt, was bewirkte, dass sie sich darauf fokussierte, mehr über die schottische Geschichte herauszufinden. So vieles von dem, was ich gelernt und erlebt habe, ist ihrem Wissensdurst zu verdanken.

RECHERCHE: Von unserem ersten Familienurlaub in den Cotswolds, für den Rox einen siebenseitigen Reiseplan für die Kinder und mich erstellt und ausgedruckt hat, bis zu der Tatsache, dass wir Mitglieder eines wenig bekannten Spas bei uns in der Gegend sind, von dem ich vorher nicht einmal gewusst hatte, dass es existierte, bis zu den zahlreichen unglaublich guten Restaurants, in denen wir schon gegessen haben – die umfangreiche Recherche, die Rox für jeden Aspekt des Lebens betreibt, gibt mir das Gefühl, wir würden ständig Geheimnisse entdecken. Das Leben an ihrer Seite ist extrem aufregend und erfüllend.

Ein paar Worte zum Schluss …

Das Buch neigt sich dem Ende zu, und ich möchte der Community danken, die wir in der digitalen Welt kennenlernen durften. Sie hat uns beiden das Gefühl gegeben, verstanden zu werden. Eure Kommentare – über die wir manchmal hysterisch lachen, weinen oder beides, weil wir sie so gut nachvollziehen können –, haben uns den Mut gegeben, in diesem Buch mehr von unserem Leben zu erzählen.

Wenn du das Glück hast, jemanden mit ADHS zu lieben, so hoffen wir, dass dir dieses Buch hilft, diesen Menschen zu verstehen und mit Mitgefühl wahrzunehmen. Letztlich wird er dadurch aufblühen und zu der wunderbaren Person werden, die in ihm steckt. Ich hoffe, du bekommst genau so viel Liebe und Unterstützung in deiner gegenwärtigen oder deinen zukünftigen Beziehungen, wie Rox und ich sie beieinander gefunden haben.

DAS ADHS-WÖRTERBUCH

**Achtung: *Möglicherweise* finden sich nicht all diese Wörter im Duden …

ABSCHWEIGEN: Wenn du etwas Bestimmtes tun sollst und stattdessen still und heimlich abschweifst und etwas anderes tust.

ANTWARTUNG: Wenn dir andere Menschen eine Nachricht schicken und eine sofortige Antwort erwarten, weil sie nicht wissen, dass dein Gehirn anders funktioniert.

AUFSTECKEN: Wenn du Dinge in Beuteln oder unter dem Bett versteckst, statt wirklich aufzuräumen.

BODEROBE: Ein Stück Fußboden, üblicherweise Teppich, das auch als Garderobe genutzt wird.

DOPAMINIEREN: Nach Dopamin schürfen, beispielsweise sich in die Recherche für das neue Lieblingshobby vergraben oder in den Tiefen des Internets in Kaufräusche geraten.

FÜNF MOGLINUTEN: Wenn du behauptest, du bräuchtest bloß fünf Minuten, das aber geschwindelt ist.

ESKABEITEN: Sich in eine Aufgabe richtig hineinknien – bloß, dass es eine andere ist als die, die eigentlich ansteht.

HAUFRÄUMEN: Wenn du aufräumen solltest und stattdessen überall im Haus Stapel an Sachen hinterlässt.

KOMM-U-TURN: Mitten im Gespräch das Thema wechseln, quasi ein rasanter kommunikativer U-Turn.

LANGWEILÄHMUNG: Wenn man zwei wichtige, aber uninteressante Aufgaben vor sich hat und im Endeffekt keine davon erledigt.

NIEFORT: Etwas wird entweder auf der Stelle oder nie erledigt – und man weiß noch nicht, was es sein wird.

NULLTIVATION: Die Unfähigkeit, eine Aufgabe zu beginnen oder zu beenden, bei der die Dopaminausschüttung gering ist.

PROBASTLINATION: Aufschieben, was man eigentlich tun soll, und sich stattdessen mit einem neuen Bastelhobby beschäftigen.

SCHLIMMBISS: Wenn du dir einen kleinen Imbiss holen willst, dann aber alles in dich hineinschlingst, was du finden kannst.

SCHUBLADISIEREN: Manisch die Schubladen organisieren; wobei am Ende meistens mindestens eine als Kramschublade endet.

STAUBRÄUMEN: Wenn du eigentlich saubermachen/staubsaugen sollst, im Endeffekt aber bloß Dinge hin und her räumst.

TABIRNE: Wenn es sich anfühlt, als wären in deinem Gehirn 100 Browsertabs auf einmal offen.

Unsere Leseempfehlung

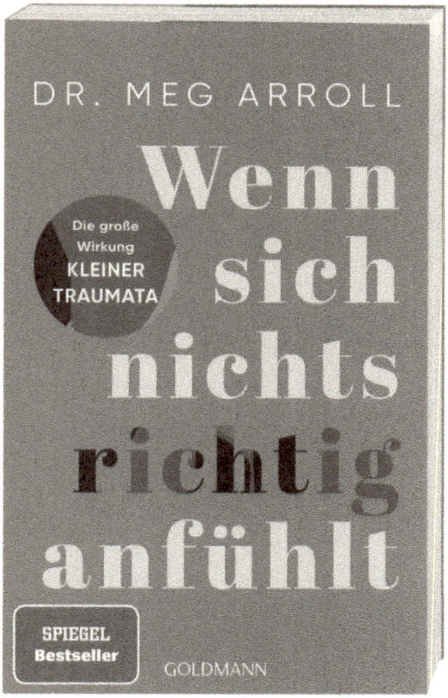

336 Seiten
Auch als E-Book erhältlich

Sie können nicht genau sagen, woran es liegt, aber irgendwie haben Sie einfach nicht das Gefühl, dass es Ihnen gut geht? Das ist das Ergebnis einer Vielzahl von kleinen Wunden und seelischer blauen Flecken, die für sich genommen gar nicht so gewichtig erscheinen. Fehlender Zugang zu den eigenen Emotionen, Mikro-Aggressionen, herausfordernde familiäre Beziehungen, toxische Positivität und Gaslighting sind einige Beispiele für das, was Dr. Meg Arroll »kleine Traumata« nennt. Dr. Arroll hilft dabei, sich dieser kleinen Traumata bewusst zu werden, sie anzunehmen und zu überwinden, um das Leben führen zu können, das wir uns wünschen.

GOLDMANN

goldmann-verlag.de

Unsere Leseempfehlung

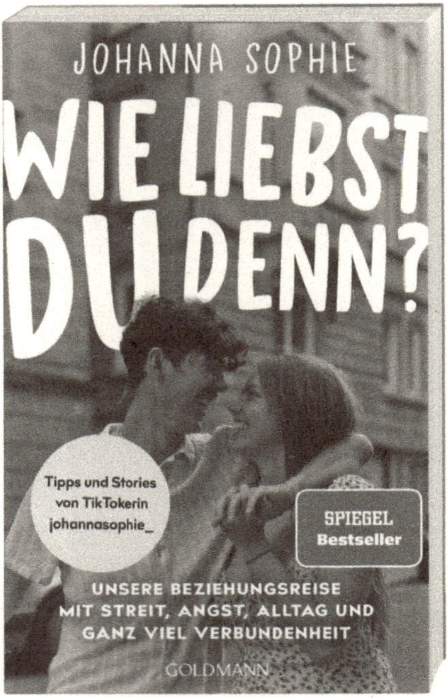

192 Seiten
Auch als E-Book erhältlich

Johanna ist seit acht Jahren mit ihrem Freund Sebastian zusammen und gibt auf Social Media Ratschläge, wie eine gesunde Partnerschaft aussieht. Nun legt sie einen erzählenden, fundierten Ratgeber für ihre junge Zielgruppe vor. In verschiedenen Kapiteln widmet sie sich Themen wie gesundem Streitverhalten, Eifersucht, Verlustängsten, Abhängigkeit oder dem Umgang mit Freiräumen. Dabei zieht sie Kommunikationsmodelle, Beziehungstypen und psychologische Studien heran und untermauert so ihre eigenen Erfahrungen.

GOLDMANN

goldmann-verlag.de